Simone Pöhlmann / Angela Roethe

Streiten will gelernt sein

W0402368

HERDER spektrum
Band 5454

Das Buch

Wer Konflikte nur unter den Teppich kehrt, wird von ihnen irgendwann eingeholt, meist mit noch größerer Heftigkeit als zuvor. Was also ist zu tun? Richtig streiten, Konflikte gut und konstruktiv lösen kann jeder lernen. Dieses Taschenbuch vermittelt alles Handwerkszeug, das zum richtigen, konstruktiven und fairen Streiten befähigt. Leserinnen und Leser werden vertraut gemacht mit den wichtigsten Kommunikationsregeln und lernen ganz praktisch, wie eine Auseinandersetzung zu gestalten ist, dass sie auch zu einem erfreulichen Ergebnis führt. Sie werden angeleitet, sich wirksam mitzuteilen, besser zuzuhören, Kritik und Vorwürfe zu vermeiden, den Anderen nicht abzuwerten, die richtigen Fragen zu stellen und über eigene Wünsche, Bedürfnisse und Gefühle so zu sprechen, dass sie beim Gegenüber ankommen. Zahlreiche Checklisten zur Selbsterkundung verschaffen Einblick in die eigenen, unbewussten Beweggründe. Viele Beispiele aus dem Alltag, Übungen zum Erproben von neuen Verhaltensweisen sorgen dafür, dass sich tatsächlich etwas verändert.

Die Autorinnen

Simone Pöhlmann, geb. 1941, Gründerin der „Streitschule" in München. Rechtsanwältin, Praxis für Mediation bei Trennung und Scheidung, Erbschafts- und Nachbarschaftskonflikten und innerbetrieblichen Auseinandersetzungen. Mitglied der AG Schulmediation „KLASSE!"; Mitglied der BAFM.

Angela Roethe, geb. 1946, Ausbilderin am San Diego Mediations Center und bei der Streitschule, Mediatorin in München. Mitglied der AG Schulmediation „KLASSE!" und im Bundesverband Mediation.

Simone Pöhlmann / Angela Roethe

Streiten will gelernt sein

Die kleine Schule
der fairen Kommunikation

HERDER
FREIBURG · BASEL · WIEN

Wir widmen dieses Buch den Teilnehmern der Streitschule.
Ihrem Enthusiasmus und ihrer Bereitschaft,
mit Fairness und Humor kraftvoll streiten zu lernen,
verdanken wir viele anregende Stunden.

Gedruckt auf umweltfreundlichem,
chlorfrei gebleichtem Papier.

4. Auflage

Originalausgabe

Alle Rechte vorbehalten – Printed in Germany
© Verlag Herder Freiburg im Breisgau 2004
www.herder.de
Satz: Dtp-Satzservice Peter Huber, Freiburg
Herstellung: fgb · freiburger graphische betriebe 2008
www.fgb.de
Umschlaggestaltung und Konzeption:
R·M·E München / Roland Eschlbeck, Liana Tuchel
Umschlagmotiv: Getty Images
ISBN 978-3-451-05454-9

Inhalt

Einleitung

Warum man heute streiten können muss

Konflikte sind das selbstverständliche Ergebnis der Tatsache, dass jeder Mensch anders ist. Konflikte könnten also ein guter Anlass sein, sich über die bunte Vielfalt der menschlichen Natur zu freuen. Könnten, denn wer jubelt schon innerlich, wenn sich abzeichnet, dass sein Gegenüber etwas ganz anders sieht als er selbst? Wahrscheinlich spüren auch Sie stattdessen, wie die meisten Menschen, schon bei dem Wort „Konflikt" körperliche Reaktionen. Der eine bekommt feuchte Hände, einer anderen zieht sich der Magen zusammen, ein Dritter atmet automatisch flacher und schneller. Geist und Körper machen sich bereit, alle unsere Kräfte zu mobilisieren: Wir stehen unter Hochspannung.

Das erscheint vielleicht zunächst merkwürdig, erklärt sich aber einleuchtend aus unserer Evolutionsgeschichte. Zum einen tragen auch die Menschen des 21. Jahrhunderts noch das Entwicklungserbe ihrer Vorvorfahren in sich. Wenn einst der Säbelzahntiger nahte, war es nützlich, alle Sinne zu schärfen und äußerst angespannt zu sein. Auch die Differenzen mit den eigenen Artgenossen waren häufig eine Entscheidung auf Leben oder Tod. Konflikte waren auf alle Fälle gefährlich – und das Gehirn meldet das bis heute in rasender Geschwindigkeit an den Körper weiter.

Zum anderen machen wir unsere ersten individuellen Erfahrungen mit Konflikten zu einer Zeit, in der wir hilflos und ausgeliefert sind: als Kinder unter Erwachsenen. Der Zweijährige, der noch genau weiß, wie schön es war, im Sommer barfuß in den Pfützen zu planschen, hat keine Chance gegen seine Gummistiefel schwenkende Mutter, wenn er dies an einem kalten Novembertag wiederholen möchte. Er fühlt sich machtlos und übervorteilt.

Die prägenden Erfahrungen unserer Kindheit lehren uns gründlich, dass Konflikte ärgerlich, bedrohlich und überwältigend sind. Und ohne darüber nachzudenken, reagieren wir auch noch als Erwachsene unter Erwachsenen entlang dieser Muster: ohnmächtig. Und wer sich ohnmächtig fühlt, der kann schnell wütend oder destruktiv werden. Da das der Gemeinschaft Schaden zufügen könnte, haben sich über die Jahrtausende bestimmte ritualisierte Formen für den Umgang mit Konflikten entwickelt. Diese betrafen zunächst ein recht überschaubares Feld, denn vor gar nicht all zu langer Zeit hatten es die meisten Menschen in ihrem Leben nur mit einem sehr begrenzten Personenkreis zu tun. Die Familien- und Arbeitsbeziehungen waren konstant, die Lebensräume beschränkt und beständig. Natürlich brachte auch das langjährige dichte Miteinander Reibungen und Spannungen mit sich, aber es war auch klar geregelt, wie mit ihnen zu verfahren war. Pfarrer, Lehrer, Vorgesetzte, der Bürgermeister oder sogar der Ehemann hatten dafür zu sorgen, dass das Leben im Rahmen bestimmter und fixer Normen und Konventionen verlief. Diese Korsettstangen des Alltags sind morsch geworden.

Es herrscht kein zwingender Konsens mehr darüber, wie wir unser Miteinander und unsere Beziehungen gestalten wollen, dürfen und können. Das gilt auch und besonders für die natürlichen Konsequenzen des vielfältigeren Miteinanders – die Konflikte. Einerseits wird die westliche Welt immer individualistischer, und es treffen immer mehr unterschiedliche Lebenskonzepte aufeinander, andererseits ist Teamwork und Kooperation gefragt, über persönliche und öffentliche Grenzen hinaus. Waren es also noch in den 80er Jahren besonders Ehe- und Familienforscher, die angesichts steigender Scheidungszahlen nach einem weniger zerstörerischen Umgang mit Konflikten riefen, sind es heute auch Unternehmen, Vereine und Gemeinden, die Konflikt-Kompetenz einfordern.

„Hoppla, jetzt kommt's ICH" titelte unlängst eine große Wochenzeitung. Der Artikel beschrieb die Hintergründe, Möglichkeiten und Einschränkungen der ökonomischen Kleinzelle Ich-AG. Klar wurde: Wer das gesellschaftlich derzeit besonders geforderte Wagnis einer solchen Ich-AG auf sich nimmt, braucht jede Menge Geschick im Umgang mit seinen potenziellen Kunden. So ist die Bedeutung von Konflikt-Kompetenz innerhalb weniger Jahre sowohl als spezielle Fertigkeit wie als innere Haltung immens gewachsen. Aus dem früheren Luxusartikel ist etwas geworden, was im Beruf und im privaten Bereich überlebensnotwendig ist.

Einen möglichen Konflikt möchten wir gleich ansprechen: Wir haben uns der besseren Lesbarkeit wegen entschieden, im Text die traditionelle deutsche (männliche) Sprachform zu verwenden und auf die vielen „Innen“ zu verzichten.

1. Konflikte sind normal

Menschen fühlen, denken und wollen unterschiedlich

Gehen wir es systematisch an: Was sind Konflikte? Konflikte sind das Aufeinanderprallen von unterschiedlichen Meinungen, Überzeugungen, Vorstellungen, Erwartungen, Bedürfnissen, Hoffnungen oder Gefühlen. Konflikte sind das natürliche Ergebnis der erfreulichen Tatsache, dass Menschen unterschiedlich sind und sich die Freiheit nehmen, ihren eigenen Standpunkt zu haben, statt sich sofort unterzuordnen. Genau die Unterschiede zwischen Menschen sind es, die Begegnungen erst interessant, anregend und erhellend machen, höchst spannend also. Von außen betrachtet, könnten wir uns über all das Unterschiedliche freuen, denn es könnten dadurch wunderbare Reibungsgewinne entstehen. Nur ist von Reibungsgewinnen selten die Rede – dafür um so häufiger von Reibungsverlusten. Voller Unsicherheit gehen wir davon aus, dass das fremde Denken, Wollen, Fühlen und Handeln dieses merkwürdig anderen Menschen auf alle Fälle bedrohlich ist, wenn es uns in die Quere kommt.

Betrachten wir das **Denken, Wollen, Fühlen und Handeln** an ein paar Beispielen aus dem Alltag.

Beispiel: Armin will das gemeinsame Auto für Donnerstag zur Inspektion anmelden. Cora hat sich für Donnerstag ihren Großeinkauf mit dem Auto vorgenommen.

Die Situation: Er **will** etwas. Sie **will** etwas anderes.

Beispiel: Bettina und Anna planen gemeinsam ein Fest. Bettina hat das ganze Wochenende darüber nachgedacht und präsentiert Anna am Montag viele gute Ideen.

Die Situation: Anna **denkt,** sie sei übergangen worden, und sie **fühlt** sich jämmerlich. Bettina **denkt**, sie sei mit der Planung allein gelassen worden, und sie **fühlt** sich mutlos.

Beispiel: Beate stellt im Büro einen Hibiskus in das Besprechungszimmer, um es gemütlicher zu machen. Christian kann Zimmerpflanzen nicht leiden, denkt, das sei allgemein bekannt, und stellt den Blumentopf kommentarlos in die Küche.

Die Situation: die beiden **wollen, fühlen und handeln** unterschiedlich.

Beispiel: Zwei Lehrer sind mit einer Klasse im Schullandheim. Herr Dietrich findet, das sei die perfekte Gelegenheit, den Kindern etwas Struktur und Benehmen beizubringen, Herr Dörner dagegen sieht die Chance, den Kindern endlich etwas mehr Freiheit und Selbstgestaltung anbieten zu können.

Die Situation: Zwei **unterschiedliche Vorstellungen** von der Aufgabe eines Pädagogen.

Beispiel: Ernst und Evelyn haben für das Wochenende einen Ausflug nach Salzburg geplant. Das Hotelzimmer ist bestellt, der Babysitter organisiert, und die Oma nimmt den Hund. Freitag Abend kommt Ernst nach Hause und sagt: „Aus dem Wochenende wird leider nichts – ich springe als Doppelpartner beim Tennisturnier für Frank ein."

Sie ahnen es schon: Gefahr droht für diese Beziehung – wir lassen das Paar für den Augenblick lieber allein!

Um aufzuzeigen, welche Verhaltensweisen bei Konflikten, also beim Aufeinandertreffen von unterschiedlichen Vorstellungen und Erwartungen, möglich sind, werfen wir einen Blick in ein Büro in Heidelberg.

Beispiel: Frau Gerster und Herr Gabler sind seit Mai Kollegen. Sie teilen sich ein Zimmer. Sie kommen gut miteinander aus und freuen sich, dass sie sich so gut ergänzen. Die lebhafte, extravertierte Frau Gerster liebt die Kundenkontakte. Herr Gabler ist froh, dass er dadurch mehr ungestörte Zeit für die Planung der Projekte hat. Nach einem heißen Sommer wird es Ende September plötzlich kalt. Frau Gerster dreht entschlossen die Heizung auf. Sie möchte gerne bei den gewohnten 26° bleiben. Herr Gabler kann es kaum fassen. Er ist so froh, dass es endlich abgekühlt hat. Er neigt

Allgemeine Ursachen für destruktiven Streit

- **Missverständnisse:** Sie treten dann auf, wenn jemandem bestimmtes Verhalten, Gründe oder Absichten unterstellt werden, die nicht zutreffen.

- **Unaufrichtigkeit** sorgt immer wieder für Irritationen. Wer lügt, fordert Streit heraus. Aber auch Halbwahrheiten, oder vorenthaltene Informationen sind Zündstoff für Streit oder schwächen eine Partnerschaft.

- **Nachlässigkeiten,** zum Beispiel was die Wortwahl betrifft, **nicht eingehaltene Versprechen und das Zurückweisen von Verantwortung.**

- **Absichten:** Wenn Intentionen, egal welche Gründe dahinter stecken, nicht ehrenhaft, verständnisvoll oder fair sind, geraten wir unausweichlich in Streit.

- **Das Beharren auf Meinungen und Grundsätzen,** die kontrovers vertreten werden (der Sprecher will siegen!).

- **Mangelnde Grenzziehung:** Unterlassen wir es, die Grenzen unserer Belastbarkeit deutlich zu markieren, laden wir andere zum Übergriff ein. Wir empören uns aber darüber und entwickeln Ressentiments, die unweigerlich zum Streit führen.

- **Fehlverhalten in Konflikt geladenen Situationen** (Beleidigungen oder Unterstellungen in der Kommunikation).

- **Furcht** liegt fast allem Streit zugrunde. Sie ist die eigentliche Triebfeder für Unaufrichtigkeit, Prinzipienreiterei. Angst vor Vergeltung, Verlust, Verärgerung oder Ablehnung.

- **Heuchelei:** Vortäuschung falscher Tatsachen, Absichten und Motivationen.

nicht zum Jammern, hat sich auch deswegen nie über die Hitze beklagt, aber so hemmungslos einzuheizen – das geht zu weit!

Da ist er, der Konflikt: Frau Gerster und Herr Gabler haben in puncto Wärme unterschiedliche Bedürfnisse, die nun aufeinander prallen. Erst wenn die beiden zu agieren beginnen, wird sich herausstellen, was sich aus diesem Konflikt entwickelt.

Wichtig: Konflikte sind keine Tätigkeit!

Welche Möglichkeiten hat Herr Gabler? Herr Gabler schluckt zwei Mal trocken, und setzt sich wortlos wieder an den Computer.

Er vermeidet die Konfrontation.

Herr Gabler hört auf seine innere Stimme, die sagt: „So wichtig ist das nicht, das wird schon gehen."

Er verdrängt den Konflikt.

Herr Gabler befürchtet, dass er Frau Gerster nicht gewachsen ist, und sieht einen heißen Winter auf sich zukommen. Er findet einen Vorwand, mit jemandem das Zimmer zu tauschen.

Er flieht aus der Situation.

Herr Gabler will das so nicht hinnehmen und sagt: „Ich habe die Heizung jetzt auf 22° gestellt, bei der Hitze konnte ja kein normaler Mensch arbeiten, und außerdem können Sie hier nicht schalten und walten, wie es Ihnen gerade passt. Rücksicht ist für Sie wohl ein Fremdwort!"

Er greift den Konfliktpartner an.

Das nennen wir **destruktiven Streit.** Destruktiv ist er deswegen, weil es zwar einen Sieger gibt, aber auch mindestens einen Besiegten. Destruktiver Streit ist der Versuch, einem anderen Menschen offen oder versteckt, verbal, mental oder physisch die eigenen Wünsche, Bedürfnisse, Interessen, Erwartungen und Meinungen aufzuzwingen. Der Sieger bekommt das, was er in dem Augenblick des Ärgers erreichen kann, der Besiegte tritt den Rückzug an.

Vermeiden, verdrängen oder **fliehen,** das sind mögliche Reaktionsmuster, die gelegentlich nützlich und hilfreich sein können.

Auf die Dauer aber bleiben sie unbefriedigend, weil sie den Konflikt weder lösen noch klären.

Wie könnte Herr Gabler noch reagieren? Er möchte Frau Gerster nicht fertig machen. Er will sich aber nicht einfach fügen. Er will nicht, dass Frau Gerster über ihn bestimmt, und er möchte höchstens 22° im Büro.

Herr Gabler erklärt: „Frau Gerster, dies ist unser gemeinsames Büro und mehr als 22° kommen für mich nicht in Frage."

Er hält stand.

Standhalten und anerkennen, dass es einen Konflikt gibt, ist die allererste Voraussetzung für eine faire Auseinandersetzung oder konstruktives Streiten.

Wichtig: Sich konstruktiv auseinander zu setzen oder fair zu streiten heißt, die eigenen Wünsche, Bedürfnisse, Gefühle, Interessen, Erwartungen und Meinungen darzustellen und die des Konfliktpartners anzuhören, zu respektieren, mit den eigenen zu vergleichen und abzuwägen.

„Ist es nicht", werden wir oft gefragt, „viel besser, gar nicht so viel Aufhebens zu machen und dem Konflikt einfach auszuweichen? Meistens geht das doch!" Das stimmt. Vielen Konflikten kann man ausweichen, und manchmal ist uns etwas einfach nicht wichtig genug, um viel Zeit dafür zu opfern. Wenn es um etwas geht, das uns eine Stunde, einen Tag, eine Woche später überhaupt nicht mehr interessieren wird, dann kann das elegante Umschiffen des Konflikts eine wirkungsvolle Methode sein, Verantwortung für das Miteinander zu übernehmen. Wenn es aber um etwas Wichtiges geht, wenn der Konflikt in einer anhaltenden Beziehung immer wieder auftaucht, dann ist es keine gute Investition, ihm auszuweichen. Ungeklärte Konflikte nagen an uns und absorbieren Lebensenergie, die wir sinnvoller und konstruktiver einsetzen könnten. Langfristig ist es mindestens genauso anstrengend, einen Konflikt zu verneinen, wie ihn konstruktiv, phantasievoll und engagiert anzugehen. Von den vielfältigen Herausforderungen auf dem Wege zu kompetenter und konstruktiver Auseinandersetzung handelt dieses Buch.

2. „Ja, aber" ist kein JA

Wer auf der Antwortlauer liegt, verpasst die Hälfte

Wie, bitte, war denn Ihr letzter Konflikt? Sind Sie davongelaufen, haben Sie weggeschaut, sind Sie in die innere Emigration gegangen, oder gab es einen kräftigen Zusammenstoß?

„Ja, schon", werden Sie sagen, „aber das musste sein..." *Ja, aber* – das ist der klassische Einstieg in eine destruktive Auseinandersetzung. Destruktiv deswegen, weil wir im Geiste völlig damit beschäftigt sind, unsere gegensätzliche Meinung zu formulieren und deswegen gar nicht in der Lage sind, aufmerksam zuzuhören. Wir liegen auf der Lauer, denn es geht uns darum, die Argumente des Anderen zu widerlegen. Wir sind so sicher, dass wir etwas Klügeres, Besseres oder Wichtigeres zu sagen haben.

■ *Beispiele*:

In einer Wohngemeinschaft:

Hanna: „Diese Küche ist ein Saustall. Hier hat doch wieder seit Tagen niemand gespült – es kann doch kein Mensch kochen, wenn so viel schmutziges Geschirr in der Spüle steht."

Ina: „*Ja, aber* da ist ja auch was von dir dabei, kümmere dich doch erstmal um deinen eigenen Dreck."

Ingrid: „*Ja, aber* die Küche ist ja nicht das einzige. Im Bad sieht es mindestens so schlimm aus, und da kümmert sich niemand drum. Carlo, du hast doch Putzdienst!"

Carlo: „*Ja, aber* ich muss diese Woche eine Hausarbeit schreiben und im Übrigen war ich letzte Woche immer unterwegs – soll ich vielleicht euren Dreck wegputzen?"

In der Arztpraxis:

Frau Krause: „Wie Sie die Termine vereinbart haben wollen, Frau Dr. Nissen, ist es doch kein Wunder, dass die Patienten sauer werden – heute haben manche fast 2 Stunden gewartet."

Frau Dr. Nissen: „*Ja, aber* heute war ja ein Ausnahmetag – meist würde es ganz gut klappen, wenn Sie am Telefon etwas schneller wären."

Frau Krause: „*Ja, aber* es macht doch keinen Sinn, die Patienten am Telefon abzuwürgen, sie sind doch so in Not."

Frau Dr. Nissen: „*Ja, aber* damit bringen Sie mich ins Schleudern ...!"

Bei diesen Beispielen und vielen mehr führt das *Ja, aber...* nicht in Richtung Klärung und Lösung des Konflikts, und meist ist das auch nicht wirklich die Absicht der Gesprächsteilnehmer. Sie wollen etwas ganz anderes: Sie wollen Recht haben.

■ *Beispiel*:

Herr Lieber: „Diese vielen kleinen Parteien verzerren das Bild, wir brauchen in Deutschland eigentlich nur noch zwei große Parteien, die Amerikaner kommen damit wunderbar aus."

Frau Menge: „*Ja, aber* dann gingen ja so viele gute Vorschläge und Konzepte verloren. Ich finde, viele Parteien repräsentieren doch viel besser unsere individualistische Haltung. Und die Amerikaner sind doch nun wirklich kein Vorbild!"

Herr Lieber: „*Ja, aber* es funktioniert."

Frau Menge: „*Ja, aber* so einfach kann man es sich doch nicht machen!"

Ergebnis: Die Diskussion der beiden scheint fruchtlos. Herr Lieber und Frau Menge haben einander nicht wirklich zugehört, haben auf der Antwortlauer gelegen, um ihre eigenen Argumente anzubringen und Recht zu haben. Kein einziges „Ja" war ehrlich gemeint.

Nun werden Sie sich fragen: „Wie und wann soll ich denn *meine* Gedanken in diesem Gespräch los werden?"

Wir empfehlen:

Tief Luft holen, während der Andere etwas Schwieriges, Kontroverses, Problematisches oder Unverständliches von sich gibt. Ruhig weiter atmen!

Entwickeln Sie Vertrauen in Ihr Gehirn! Es wird auch dann noch die richtige oder eine bessere, vollständigere Antwort liefern, wenn Ihr Gegenüber zu Ende gesprochen hat und Sie verstanden haben, was ihm wichtig war.

In dieses Kapitel gehört auch die Angewohnheit, jemandem ins Wort zu fallen. Vor lauter Übereifer – manchmal auch schierer Begeisterung oder Ungeduld – oder der Vorstellung, schon zu wissen, was der Andere sagen will, unterbrechen wir ihn energisch. Da könnten wir ganz schön auf dem Holzweg sein!

Beispiel:

Norman: „Du, ich habe heute die Videokamera zur Reparatur gebracht, und die haben gesagt ...“

Nera: „*Ja*, ich weiß, ich habe dir ja schon lange gesagt, dass wir uns endlich eine Digitalkamera kaufen sollten, *aber* du ...“

Norman: „*Ja, aber* darum geht es doch gar nicht, weil die nämlich ...“

Nera: „*Ja, aber* du könntest doch mal Hans fragen, der kriegt doch bei Sony Angestelltenrabatt!“

Bisher hat Nera keine Ahnung, was Norman ihr eigentlich sagen wollte! Wäre sie unseren Empfehlungen gefolgt, hätte sie eine positive Überraschung erlebt.

Norman: „Du, ich habe heute die Videokamera zur Reparatur gebracht, und die haben gesagt, dass sie sie gerne in Zahlung nehmen würden, wenn wir jetzt doch eine Digitalkamera wollen. Die haben jemanden an der Hand, der ziemlich gute Preise zahlt. Und außerdem ist die kleine Sony, die du bei deiner Schwester so bewundert hast, gerade im Angebot. Was meinst du?“

Was glauben Sie, wie sich Nera jetzt fühlt?

Und wie glauben Sie, fühlt sich jemand, der dauernd unterbrochen wird?

Kleine Auswahl:

Ärgerlich, enttäuscht, irritiert, unsicher, lustlos.

Keine sehr attraktiven Gemütszustände – und wahrscheinlich nicht das, was Nera ihrem Norman antun wollte.

Die beiden sind noch sehr verliebt, und Nera war es in ihrer Ungeduld überhaupt nicht bewusst, welche unangenehmen Gefühle sie bei Norman ausgelöst hat. Das unterschiedliche Kommunikationsverhalten der beiden ist Gewohnheitssache: Norman als Einzelkind hatte immer viel Raum, seine Gedanken darzulegen. Nera, die Jüngste von dreien, musste lautstark dafür sorgen, gehört zu werden. Was sich in Kindertagen eingeschliffen hat, ist aber im Erwachsenenleben nicht zwangsläufig angemessen.

Wichtig: Ausreden lassen – es könnte etwas Interessantes zu hören geben!

Klingt Ihnen das zu selbstverständlich? Um so besser. Für alle anderen: Wenn Sie ein kleines Glöckchen eingebaut hätten, das bei jedem *Ja, aber* klingelt, würde Ihnen wahrscheinlich ganz sonntäglich zumute werden. Probieren Sie doch mal Folgendes aus:

Übung

Wenn Sie das nächste Mal merken, dass Sie „auf der Lauer liegen", dann schicken Sie Ihrer Antwort ein „Ja, genau" voraus. Notwendigerweise werden Sie damit auf das eingehen müssen, was Ihr Vorredner gesagt hat. Ihre eigene Meinung steht dann für den Augenblick zurück.

3. Steckbrief eines Konfliktprofis

Was muss ich wissen, wollen, können, um konfliktkompetent zu werden?

Konfliktkompetent bin ich, wenn ich ...

- Konflikte erkennen und akzeptieren kann,
- meine eigene innere Welt kenne,
- den Konflikt zum richtigen Zeitpunkt angehe,
- sagen kann, was ich will, brauche, hoffe, fühle, erwarte, spüre, meine, denke – oder eben gerade nicht,
- genau zuhöre und versuche, die Welt des Anderen zu verstehen,
- die Welt des Anderen akzeptieren kann, OHNE meine eigene aufzugeben,
- nicht siegen muss, sondern mich auch überzeugen lassen kann,
- lösungsorientiert verhandeln kann.

Diese Liste zeigt, dass Konfliktkompetenz auf mehreren Ebenen wachsen muss:

Wir brauchen die Bereitschaft zur Selbstklärung (WOLLEN und WISSEN) und ein gerüttelt Maß an Kommunikationsfertigkeiten (KÖNNEN).

Sonst geschieht Folgendes:

Erinnern wir uns an das Paar Ernst und Evelyn aus Lindau mit dem geplanten Ausflug nach Salzburg. Ernst, der überraschend beim Tennisturnier einspringt, hat vermutlich übersehen, dass dies ein großer Konflikt werden könnte. „Man kann doch", denkt er vielleicht, „das nächste Wochenende nach Salzburg fahren. Tennisturnier ist nur noch jetzt, und wo ist das Problem?" (*Konflikt nicht erkannt.*)

Evelyn ist bestürzt und wütend. Ernst saust davon und sucht seine Sporttasche. Er will schnellstens in den Tennisclub.

Evelyn platzt schier vor Wut und schreit hinter ihm her: „Du bleibst jetzt hier, darüber will ich erst mal mit dir reden!" (*Zeitpunkt außerordentlich ungünstig.*)

Ernst hat auch überhaupt keine Lust, darauf einzugehen. Er schreit zurück: „Ich wüsste nicht, was mich jetzt hier hält, beruhige dich erst mal!“

Evelyn bleibt allein zurück. Jetzt wird sie wahlweise schmollen, in Selbstmitleid versinken, ihre Freundin anrufen und sich über diesen rücksichtslosen, stoffeligen Mann beschweren, oder sich bei ihrer Mutter ausheulen und Ernst heute Abend gründlich die Meinung sagen.

Ihr innerer Dialog kreist um seine Missetaten, und zwar um alles, was er in den letzten Monaten angerichtet hat. Die Freundin schimpft mit, die Mutter wiegelt ab, lobt Ernsts rührenden Einsatz als Vater, und alles dreht sich um Ernst. (*Evelyns innere Welt bleibt vollkommen ungeklärt.*)

Spät am Abend kehrt Ernst erschöpft, aber zufrieden aus dem Tennisclub zurück. Den Streit mit Evelyn hatte er schon ganz vergessen. Erst an der Haustür fällt ihm der Wortwechsel wieder ein. Er holt tief Luft und hofft, dass Evelyn schon schläft. Mitnichten. Ihre Wut hat sich stündlich verdichtet und braucht nun dringend ein Ventil. Evelyn beschimpft Ernst, macht ihm Vorwürfe, sie unterstellt ihm, sie und das Kind seien ihm nicht wichtig genug, wirft ihm Wichtigtuerei vor, belegt es mit Geschehen vom letzten Weihnachten ...

Ernst wehrt sich heftig. Er beschuldigt Evelyn, keine Ahnung zu haben von seinem harten Job. Er wirft ihr vor, selbstbezogen und unflexibel zu sein. (*Was Ernst und Evelyn jeweils über sich selbst zu sagen hätten, kommt leider nicht vor.*)

Inzwischen sind beide so in Rage, dass sie gleichzeitig reden und sich mit Vorwürfen zu übertrumpfen versuchen. (*Von Zuhören und Verstehen wollen kann keine Rede sein.*)

An dieser Stelle verlassen wir das Paar und schauen mal, wie es anders hätte gehen können.

Ernst kommt nach Hause. Er hat sich für das Tennisturnier und gegen Salzburg entschieden, weil er ehrgeizig ist und seine Freunde im Club nicht hängen lassen will. Dies teilt er Evelyn mit, die sehr enttäuscht und wütend reagiert. Ernst erkennt, dass sie einen dicken Konflikt haben, mit dem er so nicht gerechnet hatte. **(Einen Konflikt erkennen.)** Er möchte aber jetzt dringend auf den Tennisplatz und sagt zu Evelyn: „Ich will jetzt wirklich los. Lass' uns heute Abend darüber reden." Ernst verschwindet, und Evelyn macht sich zornig auf einen Spaziergang mit dem Hund. Nach einer Stunde heftigen Nachdenkens ist sie sogar ganz froh, dass das Gespräch verschoben wurde – so weiß sie besser, worum es ihr wirklich geht, und was so alles in ihr los ist. Ähnliches passiert bei Ernst, der nach dem Tennis erst einmal um den Block fährt, um sich auf das Gespräch vorzubereiten. **(Die eigene innere Welt ergründen und den richtigen Zeitpunkt finden.)** Nun treffen die Beiden aufeinander. Sie tauschen sich ausführlich darüber aus, was Ernsts Entscheidung für sie als Paar bedeutet. Dabei kommen viele unterschiedliche Gefühle, Bedürfnisse und Erwartungen zur Sprache. **(Die eigene innere Welt erklären.)** Manches ist zunächst noch etwas widersprüchlich. Ernst und Evelyn hören einander genau zu und helfen sich gegenseitig, die tieferen Schichten ihres Konfliktes zu beleuchten. **(Genau zuhören.)** Es stellt sich heraus, dass sie an manchen Punkten wirklich sehr unterschiedliche Vorstellungen haben. Dies empfinden sie aber nicht als bedrohlich. Sie wissen, dass die gegenseitige Anziehungskraft auch von Unterschieden lebt. **(Andersartigkeit akzeptieren.)** In fast allen Punkten möchten sie ihren Standpunkt beibehalten, aber bei der Frage, welche Bedeutung das Tennisspielen für Ernst hat, hat Evelyn mehr verstanden. **(Zum Sichtwechsel bereit sein.)** Sie verständigen sich darüber, wie sie in Zukunft mit gegensätzlichen Bedürfnissen umgehen wollen. **(Lösungsorientiert verhandeln.)**

Wichtig: Jeder gelöste Konflikt ist ein Gewinn.

Nicht immer bedeutet die Lösung eines Konflikts, dass man das bekommt, was man wollte. Vielleicht erhalten beide Parteien etwas, was ihre Bedürfnisse auf eine andere Art befriedigt und womit sie leben können. Erfahrungsgemäß entsteht aber – abgesehen vom sachlichen Ergebnis – durch die faire Austragung eines Konflikts sehr häufig ein größeres Gefühl von Verständnis und Nähe für den jeweils Anderen und das Vertrauen in sich selbst, Konflikte überhaupt angehen zu können. Mut zur Austragung, Vertrauen in die eigene Kraft und die Erfahrung, dass es geht, sind die inneren Bausteine wirklicher Konfliktkompetenz.

4. Selbstklärung

Wenn man weiß, wovon man spricht, lässt sich besser darüber reden

Manchmal denken wir, es sei doch ganz klar, was wir sagen. Dann wundern wir uns, dass der Andere gar nichts versteht. Im Zweifelsfall haben wir unvollständige, unverständliche oder diffuse Botschaften gesandt. Daran ist nicht unsere mangelnde Sprachfähigkeit Schuld, sondern die Tatsache, dass wir es mit der Selbstklärung nicht so genau genommen haben. Geglückte Kommunikation hängt nicht nur vom guten Willen ab, wenngleich dieser eine zwingende Voraussetzung ist. Aber zusätzlich brauchen wir die Fähigkeit und die Fertigkeit zu durchschauen, welche seelischen Vorgänge und zwischenmenschlichen Verwicklungen mitspielen.

▪ *Beispiel*:
Michael und Margot sind seit acht Jahren verheiratet. Sie haben eine gemeinsame Tochter Oda, die ist sieben Jahre alt. Margot arbeitet morgens sehr früh, Michael erst ab mittags. Darum haben sie sich geeinigt, dass Michael nachts aufsteht, wenn Oda schlecht träumt. Das kommt seit der Einschulung ziemlich häufig vor. Für Michael ist das kein Problem, er kann im Halbschlaf zu Oda gehen und sie beruhigen. Der Einfachheit halber nimmt er sie dann oft mit ins Ehebett. Kaum liegt er wieder auf dem Rücken, schnarcht er schon selig vor sich hin. Oda findet das gemütlich.

Eines Tages sagt Margot etwas unwirsch: „Oda ist alt genug, in ihrem eigenen Zimmer zu schlafen – wenn du findest, dass sie nicht allein bleiben soll, dann kannst du dich ja bei ihr aufs Sofa legen." Michael antwortet: „Kommt überhaupt nicht in Frage, das ist völlig ungemütlich, unser Bett ist nun wirklich breit genug." Margot: „Ja, aber ich finde, dass es besser wäre, wenn du in Odas Zimmer gingest. Irgendwann muss sie sich ja daran gewöhnen – sonst liegt sie noch mit zwölf bei uns." Michael: „Wie kannst du nur so herzlos sein, sie ist doch noch so klein. So gemein kenne ich dich gar nicht." Der Ton wird schärfer – es entwickelt sich eine unerfreuliche Stimmung.

Was ist der Konflikt?

Michael versteht die Welt nicht mehr, irgend etwas ist anders, und er weiß nicht, was mit Margot los ist – er fängt an zu grübeln.

Margot weiß zunächst auch nicht, was los ist, spürt aber eine zunehmende Gereiztheit gegenüber Michael. Sie spricht mit ihrer älteren Schwester über die Frage, ab wann Kinder nicht mehr im Elternbett schlafen sollen. Die ehe-erprobte Schwester horcht auf, als das Stichwort „Schnarchen" fällt.

Sie fragt nach: „Könnte es sein, dass es gar nicht so sehr um die Frage geht, wo Oda schläft, sondern darum, wo Michael schläft?"

Margot wird deutlich, dass sie sich nie eingestanden hat, wie sehr das Schnarchen sie stört, und dass sie Oda und die Erziehungsfragen nur vorgeschoben hat. Sie hat nicht einmal gewagt, auch nur darüber nachzudenken, wie sehr ihr eigener Mann sie in diesen Momenten verrückt macht, und wie viel Zorn sie hat, wenn sie dann nicht mehr einschlafen kann. Sie konnte also gar nicht darüber sprechen, weil sie gar nicht wusste, was es zu sagen gab.

▪ *Beispiel*:

Paul Hauser ist verheiratet mit Renate. Sie haben eine erwachsene Tochter, Petra. Paul wird demnächst fünfzig. Zu diesem Geburtstag möchte er ein großes Fest geben. Es wäre seit seiner Hochzeit das erste Mal, dass er das tut, denn er hat am selben Tag Geburtstag wie seine Schwiegermutter Hannelore. Die feiert jedes Jahr ein großes Fest und erwartet, dass die Familie vollzählig erscheint. Nun möchte Paul ein Mal den Vortritt haben. Hannelore ist empört und beschwert sich bei ihrer Tochter Renate.

Renate fühlt sich hin und her gerissen zwischen den beiden. Ihre Hauptsorge ist aber die, dass ihre Tochter Petra seit kurzem mit einem reichlich schrägen, langhaarigen Musiker zusammen lebt, den sich Renate weder auf dem einen noch auf dem anderen Fest vorstellen kann. Paul weiß noch gar nicht, dass die Beiden zusammengezogen sind.

Petra versteht die Aufregung und auch die Geheimniskrämerei der Mutter nicht. Sie möchte ihren Freund auf alle Fälle mitbringen und droht, sie käme lieber gar nicht als ohne ihn.

Paul ist verwirrt, enttäuscht, wütend, verletzt und vieles mehr. Versuchen wir, dieses Durcheinander mit Hilfe eines Modells zu sortieren.

Wir nennen es das **Eigene Haus**.

Das eigene Haus umfasst alles, was uns als Menschen ausmacht: **Gefühle, Bedürfnisse, Überzeugungen, Meinungen, Erwartungen, Hoffnungen, Prägungen, Erfahrungen und Vorstellungen davon, was uns selbst und die Welt im Inneren zusammenhält.**

Wie füllt sich dieses Haus? Nach dem heutigen Stand der Wissenschaft sind einige wichtige Dinge, die unser Leben beeinflussen werden, schon bei der Geburt in diesem Haus gelagert.

Als Säuglinge und Kleinkinder machen wir dann allererste Erfahrungen, die mitbestimmen, wie wir später die Welt wahrnehmen und erleben. Manche von diesen Erfahrungen zünden Überzeugungen, deren Ursprung wir später gar nicht mehr klar orten können.

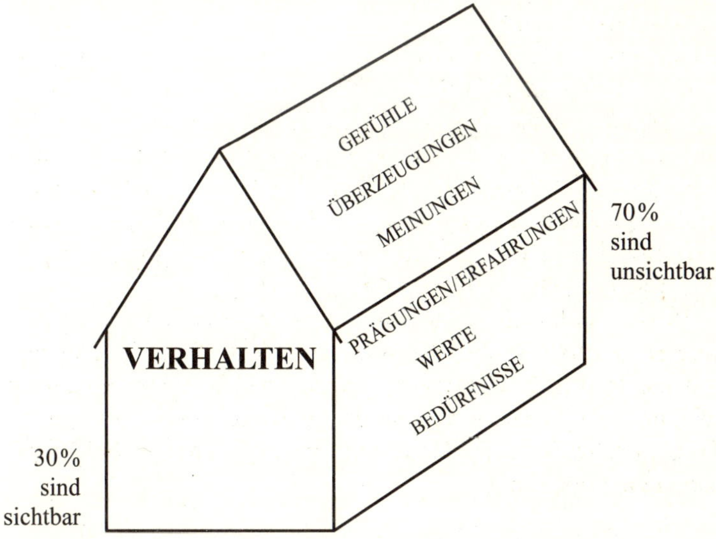

Ein solches ganz individuell ausgestattetes Haus hat jeder Mensch. Meist sehen wir allerdings nur sehr wenig von dem, was sich hinter den Fronten dieses Hauses abspielt. Die Wissenschaft geht davon aus, dass zirka 30% der Persönlichkeit eines Menschen durch sein Verhalten, also durch das, was er sagt oder tut, sichtbar werden. Wenn wir nicht Fenster und Türen öffnen und zu einem Rundgang durch unser Haus einladen, können andere Menschen die restlichen 70% bestenfalls erraten. Im Beispiel von Paul ist zunächst nur wahrzunehmen, dass Paul gereizt, brummig und ärgerlich ist, und dass er sich dauernd beklagt.

Dabei spielt sich in Pauls Haus eine Menge ab: Paul ist *wütend* auf seine Schwiegermutter, weil er denkt, dass ein fünfzigster Geburtstag wichtiger ist als ein neunundsiebzigster. Er ist es leid, immer noch „die Jugend" darstellen zu müssen. Über Jahre hat er nachgegeben – nun ist die Schwiegermutter mal dran, alles andere wäre einfach *ungerecht* und unausgewogen. Es geht ihm dabei um *Fairness*, und er wäre auch so gerne mal *„Hauptperson"* und nicht nur wahlweise in der Rolle „Schwiegersohn", „Ehemann", „Vater" oder „Abteilungsleiter".

Paul ist *enttäuscht* von Renate. Er hätte von ihr mehr *Solidarität* erwartet, schon aus Prinzip, denn *Loyalität* ist für ihn ein ganz wichtiges Element einer Ehe.

Er *ärgert sich* schon lange, dass Renate sich nicht gegen ihre übergriffige Mutter wehrt, weil er findet, dass man irgendwann erwachsen werden muss. Erwachsen sein heißt für ihn, auch mal Unangenehmes auszuhalten – zum Beispiel eine beleidigte Mutter.

Zudem *erwartet* er von Renate konstruktive, kreative Beiträge zur Gestaltung des Festes. Bei den Geburtstagen ihrer Mutter hat sie sich schließlich wochenlang und liebevoll um die Planung gekümmert. Seit Petra aus dem Haus ist, hat Renate viel freie Zeit, und seiner *Meinung* nach hat er ein Recht darauf, davon zu profitieren. Er trägt ja auch seinen Teil zu ihrem gemeinsamen Leben bei und geht jeden Morgen in die Firma. Er ist davon *überzeugt*, dass man eine Ehe nur *partnerschaftlich* meistern kann, und er ist **traurig**, weil Renates Enthusiasmus so wichtig wäre.

Paul ist außerdem ein wenig *misstrauisch*, weil Renate einen zunehmend gequälten Gesichtsausdruck hat, wenn sie über die

Gästeliste sprechen (er will viele von seinen guten Freunden aus dem Rotary Club einladen). Bisher hat sich Renate immer positiv über diese Menschen geäußert und war sichtlich gern mit ihnen zusammen. Er fragt sich, ob etwas geschehen ist, was Renate ihm verheimlicht. Dabei *freut* er sich darauf, mit seiner schönen Tochter Petra, die schon seit zwei Jahren in einer anderen Stadt lebt, ein *bisschen anzugeben*.

Aber nicht mal Petra war besonders enthusiastisch, als Paul ihr von seinem Vorhaben berichtet hat. Das versteht er nicht, weil sie Musik und Tanz sonst immer begrüßt. Er hat *Sorge*, dass er ihr nicht mehr wichtig ist. Dieser Gedanke *bekümmert* ihn sehr, weil der *Zusammenhalt in der Familie* ein wesentlicher Bestandteil seines Lebenskonzepts ist.

Mit dem Fest möchte er auch dokumentieren, dass er es *zu Etwas gebracht hat*. Er war schon immer der Überzeugung, dass ein Mann *mit 50 erreicht haben muss*, was er sich vorgenommen hat. Er ist sich ziemlich sicher, dass es nach 50 nicht mehr sonderlich viel Neues geben wird. Die Feste seiner Schwiegermutter, die er heimlich als „Greisenschwoof" bezeichnet, findet er völlig unangemessen, weil alte Menschen sich doch mehr um die inneren Werte kümmern sollten. Diese Form von Feiern sollte man der Jugend überlassen – und ein letztes Mal ihm.

Ganz tief innen sitzt bei Paul auch noch eine alte Wunde aus Kindertagen. Er war das mittlere von drei Geschwistern und lief einfach immer so mit, ohne dass je viel Aufhebens um ihn gemacht wurde. Zu seinem Fünfzigsten soll das anders sein – da will er im *Mittelpunkt* stehen.

Wenn Paul die Ursprünge und Zusammenhänge zwischen seinen Gefühlen und seinen Überzeugungen, Bedürfnissen und Vorstellungen kennen würde, wäre er sicher besser für die nun fälligen Klärungsgespräche ausgestattet. Leider hatte er nie eine Gelegenheit, sein Haus so systematisch zu ergründen.

Sie haben nun diese Gelegenheit.

Übung

Beginnen wir mit den Gefühlen. Hier ist eine Auswahlliste von Wörtern, mit denen Sie Ihre Stimmung und Ihre Gemütslage in den unterschiedlichsten Situationen beschreiben können:

fröhlich	misstrauisch	verzweifelt
heiter	kraftvoll	wohlig
wütend	gerührt	frei
ärgerlich	distanziert	mutig
vertrauensvoll	besorgt	gehässig
einsam	feige	überrascht
ängstlich	rachsüchtig	sicher
sehnsüchtig	erleichtert	gelassen
unzufrieden	eifersüchtig	scheu
verwirrt	mitfühlend	ungeduldig
verachtungsvoll	berechnend	großzügig
vorsichtig	geduldig	mitleidig
geborgen	dankbar	zuversichtlich
jämmerlich	ohnmächtig	enttäuscht
ruhig	boshaft	unruhig
übermütig	demütig	optimistisch
furchtsam	elend	frustriert
nachsichtig	neugierig	entnervt
zufrieden	traurig	verwirrt
euphorisch	zerrissen	erfüllt
zentriert	klar	neidisch
befriedigt	begeistert	engagiert
zärtlich	leidenschaftlich	hungrig

Im Alltag beschränken wir uns leider meist auf einen sehr begrenzten Wortschatz, wenn wir beschreiben, wie es uns geht. Nehmen Sie sich deshalb die Liste vor. Alle die darauf genannten Gefühle werden Ihnen mehr oder weniger vertraut sein. In Ihrem aktiven Sprachgebrauch tauchen dagegen vermutlich nur wenige davon auf. Wir möchten Sie ermuntern, diese Worte aus ihrem Passivschlaf zu erwecken und im nächsten Gespräch als Experiment zum Einsatz zu bringen. Falls Ihr Gegenüber auch nur das geringste Interesse an Ihnen hat, wird er begeistert sein, so viel über Sie zu erfahren.

▪ *Beispiel*:

Noras dreijährige Tochter Lilly hat ihr ein selbst gebasteltes Geschenk überreicht. Sie könnte sagen: „Oh, vielen Dank, das ist ja süß, da freue ich mich aber sehr." Oder sie könnte mit ihrer klareren Bewusstheit für ihre Gefühle sagen: *„Oh, wie schön, was du da gemacht hast! Ich bin total begeistert und sehr glücklich, dass du es für mich gemacht hast. Und ich bin auch richtig überrascht, was du schon alles kannst!"* Was wird Lilly wohl lieber hören?

▪ *Beispiel*:

Angelikas Mann hat einen neuen Job angeboten bekommen, der sehr viele Reisen nötig machen wird. Es ist eine tolle Karrierechance für ihn und er hat, mehr oder weniger, schon zugesagt, ohne mit Angelika darüber zu sprechen. Auf diesen Job hat er schon eine ganze Weile gewartet, was sie gar nicht wusste. Nun haben die beiden aber drei Kinder und Angelika befürchtet, dass das Familienleben darunter leiden wird. Sie horcht in sich hinein und findet da nicht nur Ärger, sondern eine ganze Menge sehr interessanter Gefühle:

Ärger, dass er es nicht mit ihr besprochen hat – Angst um das Familienleben – Irritation darüber, dass sie nichts von dem Job gewusst hat und dass ihr Mann offensichtlich eine Menge Dinge mit sich alleine ausmacht – Freude und Begeisterung, dass er so geschätzt wird – eine gewisse Aufregung darüber, dass sie eventuell ab und zu mitreisen könnte – Neugier, wie dieser Job wohl aussieht – ein bisschen Frust, dass sie selbst zur Zeit nicht in ihrem Beruf arbeiten kann – Dankbarkeit, dass ihr Mann so tüchtig ist – frohe Erwartung, weil sie sich durch das höhere Gehalt als Familie mehr leisten können.

Wenn Angelika ihrem Mann auch nur einen Teil dieser Gefühle (positive und negative) vermitteln kann, wird er vermutlich auch mit seinen sehr differenzierten Gefühlen herausrücken (z. B. Angst, Zufriedenheit, Stolz, Schuldbewusstsein, Vorsicht, Engagement, Zuversicht …). Wir sehen ein sehr ergiebiges Gespräch voraus, das in viel Nähe und Verständnis für einander münden könnte.

Wichtig: Diese echten Gefühle können wir meist richtig in uns spüren.

Andere Worte, die auch so tun, als würden sie Gefühle benennen, erweisen sich im Konfliktgespräch als weniger hilfreich. Wir nennen sie „Denkgefühle". Mit solchen Worten geben wir unsere Gedanken, Einschätzungen und Interpretationen einer Situation wieder. Diese „Denkgefühle" decken meist eine Vielzahl von echten Gefühlen zu.

■ *Beispiele*:
Sebastian verkauft Stefan einen Fernseher, der eine Woche später den Geist aufgibt. Sebastian sagt zu Stefan: „Ich fühle mich betrogen!" Sebastian ist vermutlich *verärgert, enttäuscht, frustriert, misstrauisch …*

In dem Satz „Ich fühle mich betrogen" wertet Sebastian die Handlung von Stefan und unterstellt ihm eine Absicht, d. h. Sebastian gibt Auskunft über das, was er *denkt* und nicht über das, was er *fühlt*.

Frau Tesch muss zum zweiten Mal in diesem Monat Überstunden machen. Sie sagt zu ihrer Chefin: „Ich fühle mich hier ausgenutzt." Damit sagt sie nicht, was sie fühlt, sondern was sie sich denkt, wenn sie die Situation betrachtet.

Wie fühlt sich Frau Tesch wohl wirklich? *Ohnmächtig, unzufrieden, besorgt, sauer, wütend …?*

Ute hat Veronika erklärt, dass sie Veronikas Bericht umgeschrieben hat, bevor sie ihn weitergereicht hat. Darauf sagt Veronika: „Ich fühle mich gedemütigt" oder „Ich fühle mich übergangen".

Blitzschnell hat sie ihre Situation überprüft und festgestellt, dass ihr Utes Vorgehen nicht gefällt – sie äußert Denkgefühle.

Mögliche echte Gefühle bei Veronika: *Verzweiflung, Enttäuschung, Empörung, Ärger ...*

Wie, glauben Sie, ging es in den Beispielen Stefan, der Chefin und Ute?

Wenn Sie Ihre Denkgefühle äußern, lösen Sie bei Ihrem Gegenüber meist negative Reaktionen aus.

Wichtig: Denkgefühle werden leicht als Angriff gewertet und rufen sofortige Rechtfertigungen oder gar Gegenangriffe hervor.

Sie aber wollen etwas anderes. Sie wollen schildern, welche Gefühle die ganze Situation oder ganz konkret das Verhalten des Anderen in Ihnen ausgelöst hat.

Gerade im Konfliktfall ist es darum so wichtig, präzise und klar zu sein. Sie brauchen, wenn Sie über sich selbst sprechen wollen, Worte, die den Anderen nicht angreifen oder analysieren, sondern nur Ihre eigene Welt beschreiben. Gefragt sind Aussagen, mit denen Sie ganz bei sich bleiben. Das kann Ihr Gegenüber meistens gut ertragen. Jeder Angriff, jede Unterstellung nötigen ihn hingegen, sich zu verteidigen oder auch zuzuschlagen. Gegenangriffe helfen Ihnen nicht, zu Ihrem Ziel zu gelangen.

Beispiele:

- Ich habe mich bei der Präsentation abgewertet gefühlt.
  wütend? unsicher? irritiert?
- Ich fühle mich jetzt total unter Druck gesetzt.
  ängstlich? verwirrt? erbost?
- Ich fühle mich hier betrogen.
  enttäuscht? erschrocken? bitter?
- Ich werde hier doch in eine Schublade gesteckt. So fühle ich mich.
  ärgerlich? empört? unglücklich?

Übung

Nun sind Sie dran. Übersetzen Sie die folgenden „Denkgefühle" in „Spürgefühle":

- Ich fühle mich übers Ohr gehauen.
  ?
- Ich fühle mich von dir vernachlässigt.
  ?
- Ich hab' das Gefühl, du magst mich nicht.
  ?
- Ich fühle mich klein gemacht.
  ?
- Ich habe das Gefühl, ich werden hier immer nur kritisiert.
  ?
- Ich habe das Gefühl, du verschweigst mir etwas.
  ?

Nachdem nun der Unterschied zwischen den wirklichen Gefühlen und den Denkgefühlen, also Ihren Einschätzungen, Interpretationen und Gedanken klarer ist, haben Sie sicher Spaß daran, Ihren vielfältigen Gefühlen in den folgenden Situationen nachzuspüren.

Übung

Wie geht es Ihnen, ...
... wenn Sie nach dem Kino alleine dastehen mit Ihrer Meinung?
... wenn Sie den Keller richtig gründlich aufgeräumt haben?
... wenn Ihre Freundin negativ über Sie gesprochen hat?
... wenn jemand Ihnen ein persönliches Kompliment macht?
... wenn Sie sich in einer Stadt nicht auskennen?
... wenn Sie Freunden beim Umzug geholfen haben?
... wenn Sie übergangen werden bei einer Einladung?
... wenn Sie an den letzten Urlaub denken?
... wenn jemand Sie übers Ohr haut?
... wenn Sie jemanden austricksen?
... wenn Sie von Ihren Eltern abhängig sind?

... wenn Ihr Kind plötzlich ganz vulgäre Sprache benutzt?
... wenn Ihr Bruder seinen Besuch ankündigt?
... wenn Sie an den nächsten Umzug denken?
... wenn Sie nett zu einem neuen Kollegen sind?
... wenn Sie an ein Ferienhaus in der Toskana denken?
... wenn Sie überlegen, wie wohl das nächste Weihnachten wird?
... wenn Ihr Chef Entlassungen im Betrieb ankündigt?
... wenn Sie Ihren Flug verpasst haben?
... wenn Sie an Ihre Familie denken?
... wenn Ihre Eltern mehr Besuche einklagen?
... wenn Sie an Ihren nächsten Geburtstag denken?
... wenn ein Erdbeben angekündigt ist?
... wenn Sie in Ihrer Firma „Mitarbeiter des Jahres" werden?

Vermutlich haben Sie festgestellt, dass in jeder dieser Situationen angenehme und unangenehme, positive und negative, schöne und schmerzhafte Gefühle nebeneinander standen. Das hat Sie vielleicht zunächst etwas verwirrt, aber es zeigt, dass Sie sich die Szene in vielen Facetten ausgemalt haben. Der menschliche Geist ist unglaublich differenziert und kann Widersprüchliches vereinen. Und Differenzierung tut Not. Alle diese Gefühle kommen nämlich nicht einfach so über Sie: Sie sind der spürbare Ausdruck Ihrer Bedürfnisse.

Bedürfnisse: Was wir so alles wollen und brauchen

Wenn die Dinge im Leben so laufen, wie wir sie uns denken, oder wie wir sie erwarten, erhoffen und brauchen, wenn also unsere Bedürfnisse erfüllt werden, entstehen angenehme Gefühle. Werden unsere Bedürfnisse nicht erfüllt, herrscht eine Dissonanz zwischen dem, was wir brauchen und dem, was geschieht. Dann feiern alle negativen Gefühle in unserem Haus fröhliche Urständ.

Das heißt: Die Gefühle zu entdecken, ist zwar höchst interessant, aber richtig erhellend wird es erst, wenn wir auch nach den darunter liegenden Bedürfnissen suchen, die oft im Haus verborgen und uns selbst nicht so bekannt sind, dass wir darüber leicht Auskunft geben könnten.

Wichtig: Unter dem Begriff der Bedürfnisse fassen wir alles zusammen, was Menschen wichtig und wertvoll ist, und was sie grundsätzlich oder in einem bestimmten Augenblick brauchen.

Wir unterscheiden dabei grob drei Kategorien: Die sogenannten Grundbedürfnisse wie Sicherheit und Geborgenheit, also das, was man zum schieren Überleben braucht. Dann zum Zweiten das ganze Paket der Tugenden, der Wertvorstellungen und Ideale wie Treue, Großmut oder Harmonie, all das, was das menschliche Miteinander regelt und möglich macht. In der dritten Kategorie schließlich finden wir die „Luxusbedürfnisse" wie Abwechslung, Humor oder Freiheit – all das, was das Leben noch spannender machen kann. Natürlich könnten Sie jetzt sagen, dass für Sie persönlich das eine oder andere Bedürfnis aus der dritten Kategorie keineswegs Luxus ist, sondern zwingend zum Leben dazu gehört. Dafür könnten Sie vielleicht auf etwas in der zweiten Kategorie verzichten. Jeder hat so seine persönlichen Prioritäten, und diese zu entdecken ist ein Teil der Selbstklärung.

Die Bedürfnisse, Werte und Interessen sind deshalb so wichtig, weil Menschen ihr Leben weitgehend danach ausrichten. Es ist nicht immer vordergründig sichtbar, was jemand bezweckt, sucht oder will, aber die Verhaltensforschung geht davon aus, **dass alles Handeln von einem Bedürfnis oder Interesse geleitet ist.**

Aus dieser Erkenntnis ergibt sich einleuchtend: Wenn unsere Bedürfnisse erfüllt werden, reagieren wir ziemlich zuverlässig mit ausgesprochen angenehmen Gefühlen (siehe Seite 38).

Und umgekehrt: Wenn unsere Bedürfnisse nicht erfüllt werden, tauchen schnell unangenehme Gefühle auf (siehe Seite 39).

Das können Sie ganz einfach nachprüfen:

- Denken Sie an eines Ihrer wichtigsten Bedürfnisse.
- Wie ging es Ihnen, als dieses das letzte Mal erfüllt wurde?
- Wie ging es Ihnen, als Sie das, was Ihnen so wichtig ist, nicht bekommen haben?

I.

Sicherheit, Wärme, Geborgenheit, Nahrung und ...

II.

Loyalität	Ehrlichkeit	Mut
Treue	Pflichterfüllung	Rücksicht
Zuverlässigkeit	Gerechtigkeit	Tapferkeit
Respekt	Beharrlichkeit	Geradlinigkeit
Gehorsam	Disziplin	Nachsicht
Ernsthaftigkeit	Prinzipientreue	Großmut
Familie	Harmonie	Sparsamkeit
Vertrauen	Bescheidenheit	Wahrhaftigkeit
Zusammenhalt	Offenheit	Berechenbarkeit
Gemeinschaft	Distanz	Tradition
Gemeinschaftssinn	Toleranz	Standfestigkeit
Gelassenheit	Verbindlichkeit	Verzeihen
Verschwiegenheit	Kommunikation	Pünktlichkeit
Nachsicht	Fürsorglichkeit	Ordnung
Mitgefühl	Besonnenheit	Freude
Konfliktkompetenz	Akzeptanz	Nähe
Präzision		

III.

Improvisationslust	Selbstverwirklichung	Humor
Fülle	Selbständigkeit	Spontaneität
Freiheit	Abwechslung	Spannung
Herausforderung	Phantasie	Bildung
Widerspruchsgeist	Leichtigkeit	Spaß
Schönheit	Veränderung	Unabhängigkeit
Flexibilität	Großzügigkeit	Individualität
Kreativität	Originalität	

Unsere persönlichen Werte und Bedürfnisse nehmen wir bewusst oder unbewusst sehr ernst. Wir wollen sie schützen, verteidigen und verwirklichen. Wir sind von ihrer Richtigkeit und Wichtigkeit so felsenfest überzeugt, dass wir denken, sie müssten für alle anderen Menschen genauso bedeutsam sein. Das stimmt natürlich selten oder nie, denn gottlob hat jeder seine individuelle Werteliste und einen sehr persönlich gefärbten Bedürfniskatalog.

Übung

- Kreuzen Sie auf Seite 34 alles das an, was Ihnen persönlich im Leben wichtig ist.
- Im 2. Durchgang unterstreichen Sie alle die Begriffe, die Sie auch tatsächlich leben, die sich in Ihrem Verhalten wirklich zeigen (Kriterium: Sehen das andere wohl auch so?).
- Machen Sie ein Sternchen an alles, was Sie von anderen Menschen erwarten.
- Überrascht?

Die meisten Menschen leben nicht alles, was ihnen wichtig ist, und erwarten in einigen Punkten von anderen mehr, als sie selbst geben können oder wollen. Das sehen wir nicht moralisch, wir plädieren nur dafür, es sich selbst klar zu machen.

Nun kommt noch hinzu: Bei manchen Bedürfnissen ist es so, dass Sie selbst großen Einfluss darauf nehmen können, ob sie erfüllt werden, bei anderen sind Sie auf die Mitwirkung Ihrer Umwelt angewiesen. Wie zum Beispiel Herr Uhland, 44, Familienvater und Dachdeckermeister. Er hat sich gründlich geprüft und festgestellt, dass er neben den üblichen ein paar sehr stark ausgeprägte Bedürfnisse hat, die vielleicht nicht alle in seinem Umfeld teilen:

Gemeinschaft – die lässt sich naturgemäß nicht alleine herstellen. Herr Uhland wird dieses Bedürfnis seiner Familie und seinen Arbeitskollegen schmackhaft machen müssen: Familienfeste anregen und organisieren, gemeinsame Ferien mit den Kindern planen, immer mal wieder mit den Kollegen und ihren Familien auch außerhalb der Arbeitszeit zusammen kommen.

Tradition – wie und welche Traditionen in seinem Privatleben Raum haben, kann er zumindest mitbestimmen. Im beruflichen Bereich heißt Tradition für ihn vor allem Qualitätsarbeit, und da sind sich gottlob alle einig.

Verschwiegenheit – für seine eigene kann er Sorge tragen, die von anderen Menschen nur erbitten und erhoffen. Er kann es nicht leiden, wenn getratscht wird.

Großzügigkeit – dafür ist er alleine zuständig. Geschäftlich heißt das für ihn, kulant zu sein, und im privaten Bereich heißt das für ihn: „Vergeben und vergessen!"

Übung

Versetzen Sie sich kurz in die verschiedenen Personen, und überlegen Sie anhand der Listen auf den nächsten Seiten:

- Constantin sagt zu seiner Frau: „Jetzt reicht es mir langsam, jedes Mal, wenn ich aus dem Büro erzähle, unterbrichst du mich und gibst mir Ratschläge!"
  Gefühle? Bedürfnisse?
- Dora hat sich schon auf ihren Geburtstag gefreut. In ihrer Familie ist es üblich, dass alle zusammen kommen und üppig feiern. Stattdessen teilt ihr Mann ihr am Geburtstagsmorgen mit, dass er leider heute Abend mit Kunden ausgehen muss, ihr Sohn möchte unbedingt zu einem Fußballspiel, und ihre Tochter fragt beim Frühstück, ob sie nicht ausnahmsweise gleich von der Schule aus zum Übernachten zu ihrer Freundin gehen dürfe.
  Gefühle? Bedürfnisse?
- Ella hat ihrem Kollegen Florian vor drei Monaten € 1000,- geliehen. Er hat versprochen, das Geld so schnell wie möglich zurückzuzahlen. Inzwischen könnte Ella es selber gut brauchen, aber sie hat Florian noch nicht darauf angesprochen. Nun hört sie zufällig, dass Florian über ein langes Wochenende nach Rom fliegt.
  Gefühle? Bedürfnisse?

Wie Sie sich fühlen könnten, wenn Ihre Bedürfnisse erfüllt werden

angenehm
angeregt
animiert
aufgeregt
begeistert
belebt
belustigt
bescheiden
bewegt
dankbar
ekstatisch
empathisch
energisch
engagiert
entzückt
erfüllt
erleichtert
erlöst
erstaunt
erwartungsvoll
euphorisch
fasziniert
frei
freundlich

friedlich
froh
fröhlich
geborgen
gelassen
gerührt
heiter
hoffnungsvoll
inspiriert
klar
kraftvoll
lebendig
lebensbejahend
lebhaft
leidenschaftlich
liebevoll
locker
lustig
mitteilsam
motiviert
munter
mutig
nachsichtig
neugierig

offen
optimistisch
phantasievoll
phantastisch
ruhig
rund
sanft
satt
selig
sicher
sonnig
standhaft
stark
stimuliert
stolz
überrascht
überschwänglich
überwältigt
unbekümmert
unternehmungslustig
warm
zärtlich
zuversichtlich

Wie Sie sich fühlen könnten, wenn Ihre Bedürfnisse **nicht** erfüllt werden

abwesend
alarmiert
angespannt
ängstlich
apathisch
ärgerlich
atemlos
aufgewühlt
belastet
beschämt
besorgt
bestürzt
bitter
böse
boshaft
deprimiert
desinteressiert
durcheinander
düster
einsam
elend
entmutigt
entnervt
entsetzt
enttäuscht
erschöpft
erschreckt

faul
feindselig
frustriert
furchtsam
gehemmt
gelangweilt
gleichgültig
herausgefordert
hilflos
irritiert
jämmerlich
kleinmütig
konfus
krank
kribbelig
kummervoll
lethargisch
matt
melancholisch
müde
mutlos
neidisch
nervös
niedergeschlagen
ohnmächtig
passiv
perplex

pessimistisch
rachsüchtig
sauer
schlaff
schuldig
schwermütig
träge
traurig
überlastet
überwältigt
ungeduldig
unglücklich
unruhig
unsicher
unzufrieden
verdrossen
verlegen
verletzt
verloren
verwirrt
verzagt
verzweifelt
vorsichtig
wütend
zerrissen
zögerlich
zornig

5. Überzeugungen und Glaubenssätze

Die Welt als Wille und Vorstellung

Es gibt in unserem Freundeskreis ein besonders nettes älteres Ehepaar, die Vierows. Uns fiel irgendwann auf, dass sie nie zur gleichen Zeit bei Einladungen erscheinen, sondern immer getrennt kommen, dann aber zu meist später Stunde sehr vergnügt miteinander nach Hause gehen. Wir wurden neugierig und fragten, was das zu bedeuten habe.

Herr und Frau Vierow waren sehr bereit, uns Auskunft zu geben: Es herrscht zwischen ihnen in fast allen Fragen der täglichen Lebensführung eine große Übereinstimmung. Bei beiden hat eine sehr preußische Erziehung die gleichen Werte und Bedürfnisse verankert, was das Zusammenleben und die Erziehung der Kinder enorm vereinfacht hat. Alles wäre also vom Feinsten, wenn da nicht das Problem mit den Einladungen bei Freunden wäre. Beiden Vierows ist Pünktlichkeit ein großes Bedürfnis. Allerdings haben sie völlig unterschiedliche Vorstellungen davon, was man unter Pünktlichkeit versteht.

Frau Vierows Vater war Offizier. Er hat seiner Tochter schon in jungen Jahren beigebracht, dass *Pünktlichkeit bedeutet, mindestens zehn Minuten zu früh vor Ort zu sein, damit man genau zum geladenen Moment durch die Tür treten kann.* So möchte sie es auch bei privaten Festen halten, um den Gastgebern gegenüber rücksichtsvoll und höflich zu erscheinen.

Herr Vierow hingegen ist in einem Professorenhaushalt aufgewachsen. Das berühmte akademische Viertel bestimmt sein Leben: *Man kommt immer zehn bis fünfzehn Minuten nach der angegebenen Zeit, um die Gastgeber nicht in Verlegenheit zu bringen.* Alles andere hält er für rücksichtslos und unhöflich.

Die Vierows sind sich also darin einig, dass sie pünktlich, rücksichtsvoll und höflich sein wollen. Sie sind sich aber überhaupt nicht einig, was das im konkreten Fall einer Abendeinladung heißt.

Sie können sich sicher lebhaft vorstellen, wie viele Missverständnisse, enttäuschte Erwartungen und Vorwürfe Vierows in den ersten Ehejahren aushalten mussten. In längeren Gesprächen haben sie sich aber später geeinigt, einander nicht mehr ändern zu wollen und respektvoll mit den jeweiligen Überzeugungen umzugehen.

Überzeugungen, Einstellungen, Vorstellungen oder Glaubenssätze wie die von Herrn und Frau Vierow zum Thema Pünktlichkeit erwachsen aus den Erfahrungen und Prägungen in unserem Leben.

Wichtig: Jeder hat in seinem „Haus“ viele solche Überzeugungen. Sie spiegeln Ihre Vorstellungen davon, wie es in der Welt zugeht oder zugehen sollte. Vor allem aber bestimmen unsere Überzeugungen ganz wesentlich unser Verhalten.

Obwohl es sich tatsächlich um sehr individuelle Vorstellungen handelt, haben die meisten Menschen (anders als die lieben Vierows) wenig bis gar keine Hemmungen, diese zu verallgemeinern. Zum Beispiel: *„Man muss …“* oder *„man darf nicht …“*. Auf der Ebene der Überzeugungen werden durchaus subjektive Einschätzungen scheinbar objektiviert. Es braucht nicht viel Phantasie, um sich vorzustellen, dass es wegen dieser Überzeugungen ganz schnell zum Krach kommen kann.

■ *Beispiel*:

Herr Bunge und Frau Brandt arbeiten bei der Firma Cosmo als Abteilungsleiter. Die Geschäftsführung hat die Abteilungsleiter informiert, dass sie per Jahresende einen Bonus verteilen können. Das sorgt für Aufregung im Betrieb und bewirkt genau das Gegenteil dessen, was der Geschäftsführer sich erhofft hatte: Mehr Effizienz, Motivation, Kreativität und höheren Umsatz. Besonders Herr Bunge und Frau Brandt haben schon viel Zeit damit verbracht, über die Auswirkungen dieses Systems zu diskutieren und alle anderen wissen zu lassen, wie unmöglich die Gegenseite argumentiert. Herr Bunge will den Bonus gleichmäßig unter allen Mitarbeitern seiner Abteilung aufteilen. Frau Brandt will in ihrer Abteilung prozentual nach Umsatz zahlen.

Herrn Bunge geht es um Teamgeist, Fairness, Sozialverträglichkeit und damit um die Zukunft der Firma. Er ist davon *überzeugt*, dass die allgemeine Motivationslage in der Abteilung besser sein wird, wenn alle zusammen daran arbeiten, die Umsätze zu maximieren. „Schließlich hat jeder im Leben mal stärkere und mal schwächere Zeiten. Man muss zusammen arbeiten um Leistungskonstanz zu garantieren. Das ist für die Zukunft des Unternehmens, Arbeitsplatzsicherheit und Marktpositionierung unabdingbar."

Was Herr Bunge überhaupt nicht brauchen könnte, wären Konkurrenzverhalten, gegenseitiger Kundenklau, Misstrauen und Neid. Seine *Überzeugung*: „Man kann nicht vernünftig arbeiten, wenn man dauernd schielen muss, was die Anderen machen."

Frau Brandt *denkt* sich folgendes: „Natürlich muss man individuellen Einsatz individuell honorieren. Wie kann man denn gute Leute bei der Stange halten, wenn die Faulen genauso belohnt werden?" Sie ist davon *überzeugt*, dass ein am Umsatz orientierter Bonus alle Mitarbeiter stärker motivieren wird. Sie hat lange in Amerika gelebt und von dort die Erfahrung mitgebracht, dass Unternehmen besser dastehen, wenn sie tatsächlich persönliche Leistung fordern und anerkennen. „Firmen wie Cosmo werden sich nur auf dem Markt behaupten können, wenn sie innerhalb des Unternehmens belastbare und engagierte Eliten heranziehen." Frau Brandt geht es um Individualität, Gerechtigkeit, Entwicklungsmöglichkeit, gesunden Wettbewerb und damit um die Zukunft der Firma.

Im Endeffekt haben Herr Bunge und Frau Brandt dasselbe Ziel. Sie haben allerdings ganz *unterschiedliche Überzeugungen und Vorstellungen* davon, wie das Ziel zu erreichen sei. Beide haben ihre eigenen Gedanken dazu verallgemeinert und sprechen von

„man muss ...
man darf doch nicht ...
man sollte ...
man kann unmöglich ...
man wird doch noch erwarten können ...
man muss doch voraussetzen dürfen ...
es ist doch so, dass ...

jeder weiß doch, dass …
wir sind uns doch wohl einig, dass …
wir können doch davon ausgehen, dass …
jeder sieht doch, dass …
im Leben ist es nun mal so, dass …!“

Übung

Hier finden Sie bunt gemischt viele gängige Überzeugungen. Suchen Sie kritisch nach den Überzeugungen, die Ihnen aus dem Herzen sprechen.

Je mehr man gibt, desto mehr bekommt man.
Man darf seine Meinung nicht dauernd ändern, sonst weiß ja keiner mehr, was los ist.
Ordnung ist das halbe Leben.
Kinder soll man sehen, aber nicht hören.
Gefühle zeigt man besser nicht, sonst macht man sich verletzbar.
Man kann nur Erfolg haben, wenn man sich richtig anstrengt.
In einer Freundschaft muss alles erlaubt sein.
Nur im Chaos gibt es Kreativität.
Die größte Freiheit ist die Freiheit des Herzens.
Man muss sich verändern, um lebendig zu bleiben.
Man hat ein Recht auf Glück.
Wenn es nicht leicht geht, wird es sowieso nichts.
Ansprüche zu haben ist gefährlich, weil man leicht enttäuscht werden kann.
Man muss Geld haben, um frei zu sein.
Man ist ein Spielball des Lebens.
Was ich nicht weiß, macht mich nicht heiß.
Man muss Freundschaft als Geschenk betrachten.
Kein Mensch kann sich unter Druck entwickeln.
Es ist nie zu spät, etwas Neues zu lernen.
Große Ergebnisse brauchen große Mühe.
Bei Geld hört die Freundschaft auf.
Man muss seine Talente nutzen, wozu hat man sie denn?
Man kann ja eh nichts ändern am Leben.

Zu viel Glück verträgt der Mensch nicht, sonst wird er übermütig.
Vergnügen muss man sich auf alle Fälle schwer verdienen.
Für Vertrauen kann man sich nichts kaufen.
Wer seine Gefühle immer verbirgt, ist ein Schwächling.
Veränderung kann nur durch Leid entstehen.
Tue Gutes und sprich darüber.
Es gibt nur richtig oder falsch, da muss man sich entscheiden.
Die Grautöne machen die Mischung.
Wünsche müssen einem von den Augen abgelesen werden, sonst sind sie nichts wert.
Wer nicht sagt, was er will, braucht sich nicht zu wundern, wenn er es nicht bekommt.
Liebe gibt es nicht umsonst.
Im Grunde genommen ist man immer allein.
Man kann nicht alles haben.

Nun haben Sie eine *persönliche Landkarte Ihrer Überzeugungen und Glaubenssätze*.

Beim Nachdenken ist Ihnen vermutlich schon aufgefallen, dass manche Überzeugungen ein klares Gegensatzpaar bilden, zum Beispiel: „Gleich und gleich gesellt sich gern“ und „Gegensätze ziehen sich an“. Je nach Situation können Sie sicher mal hinter der einen, mal hinter der anderen Überzeugung stehen.

Es gibt auf dieser Liste bestimmt auch Glaubenssätze oder Vorstellungen, die Ihren eigenen ganz grundsätzlich zuwiderlaufen. Genau an diesen Punkten sind vermutlich viele Ihrer Konflikte angesiedelt. Im nächsten Gespräch könnte es hilfreich sein, nach den Überzeugungen zu fahnden, die zu einem Ihnen so fremden Verhalten bei Ihrem Gegenüber führen.

Im Haus Ihres Konfliktpartners sind diese anderen Überzeugungen ebenso selbstverständlich und legitim, wie Ihre eigenen Ihnen erscheinen.

Übung

Nun haben Sie die Gelegenheit, Ihren ganz individuellen Überzeugungen nachzuspüren und festzustellen, durch welche Brille Sie die Welt sehen. Beenden Sie die folgenden Sätze:

Man kann sich nur sicher fühlen, wenn ...
Nähe entsteht durch ...
Vertrauen kann man, wenn ...
Wenn man sich fremd fühlt, muss man ...
Verzeihen kann man nur, wenn ...
Ein Mensch ist nur dann zuverlässig, wenn ...
Man kann doch niemanden respektieren, der ...
Toleranz zeigt sich daran, dass man ...
In Auseinandersetzungen muss man ...
Man kann nicht akzeptieren, dass andere Menschen ...
Man kann die Welt besser ertragen, wenn ...
Wenn man bei Anderen gut ankommen will, muss man ...
Man kann sich Fairness dann leisten, wenn ...
In Beziehungen braucht man ...
Man kann Respekt vor einem Mann (einer Frau) nur dann haben, wenn ...
In Konflikten ist es besser, wenn man ...
In Glaubensfragen muss man ...
Wenn man sich nicht sicher ist, muss man ...
Über eine Situation kann man nur lachen, wenn ...
Wenn man mit Respekt behandelt werden will, muss man ...
Man muss sich dann durchsetzen, wenn ...
Man sollte sich nie darauf verlassen, dass ...

Wenn Sie in Ihrem Haus gründlich geforscht haben, wundern Sie sich nun bestimmt, wie viele Überzeugungen Sie mit sich herumtragen. Einige davon haben sich sicher als nützlich erwiesen, aber mit Gewissheit gibt es andere, die einen kräftigen Beitrag zu unerfreulichen Szenen geleistet haben. Es wird Ihnen aufgefallen sein, dass Sie sich die meisten dieser Überzeugungen schon vor vielen Jahren oder gar Jahrzehnten zugelegt haben.

Da Sie schon so lange mit ihnen leben, können Sie sie weder auf der Stelle loswerden, noch von leichter Hand verändern. Je eindringlicher Sie sich jedoch bewusst machen, welche Glaubenssätze Ihr Verhalten „in Krieg und Frieden" beeinflussen, desto eher werden Sie vermitteln können, was Ihnen so wichtig erscheint. Manchmal bietet sich auch ein „Hausputz" an. Das Leben schenkt uns gelegentlich eine Chance, unsere Einstellungen energisch und nachhaltig zu überprüfen und neu zu formulieren.

Alle diese Gefühle, Bedürfnisse und Überzeugungen können wir, wenn wir genau hin hören, als innere Stimmen wahrnehmen. Mal tönt die eine lauter, mal die andere, aber im Allgemeinen können sie sich ganz gut arrangieren, ohne dass wir uns deswegen besonders anstrengen müssten. Im Fall von Konflikten allerdings ist es hilfreich, ein bisschen besser zu durchschauen, wer in dem inneren Chor gerade so laut singt und um welches Lied es sich handelt.

■ *Beispiel*:
Heidi (27) und Josefine (29) sind Schwestern in Würzburg. Sie beschließen gemeinsam, den Eltern zum 30-jährigen Hochzeitstag in vier Wochen ein Fotoalbum zu gestalten. Ganz nebenbei sagt Heidi, dass sie ihren Beitrag dazu sehr schnell leisten kann, weil sie nächste Woche für zwei Wochen verreisen muss. Und tatsächlich bringt sie Josefine schon am nächsten Tag ihre eigenen alten Fotoalben vorbei. Dann fährt Heidi nach Dresden auf Geschäftsreise.

Josefine wird in Heidis Alben nicht besonders fündig. Die Bilder, die sich aus ihrer Sicht eignen, löst sie sorgfältig aus, und scannt sie ein. Dann besucht sie die Eltern und besorgt sich dort noch einiges, was sie unbedingt verwenden will. Beim Buchbinder gibt sie ein Album in Auftrag, das sowohl der Mutter (heiter, verspielt) wie dem Vater (eher sachlich, nüchtern) gefallen wird. Die Buchbinderin versteht sie gut, und gemeinsam entwickeln sie auch eine schöne Lösung, aber allein dieses Unterfangen hat Josefine mehrere Stunden gekostet.

Die Herstellung des Albums verzögert sich um ein paar Tage, und nun ist das Fest nur noch vier Tage entfernt. Josefine ruft in heller Not bei Heidi an und bittet sie um Mithilfe beim Einkleben und Texten. Heidi bedauert. Sie hat nach der langen Abwesenheit vom Büro einfach zu viel um die Ohren. Josefine legt verärgert auf und nimmt sich einen Tag frei. Das Album gelingt ihr richtig gut, sie verpackt es schön und bringt es stolz mit zum Fest. An der Tür des Elternhauses trifft sie Heidi, die freudig sagt: „Ist ja toll, dass wir das hingekriegt haben, Mama und Papa werden sich bestimmt riesig freuen, dass wir ihnen ein so persönliches Geschenk machen."

Hören Sie schon das Gezeter, das sich in Josefines innerem Chor erhebt? Woher kommen so blitzschnell die dissonanten Töne?

Da bemühen sich unterschiedliche Gefühle, Bedürfnisse, Überzeugungen und Werte einander zu übertönen. Versuchen wir, die Stimmen einzeln zu hören.

Josefines Gefühle:

Ich bin enttäuscht.
Ich bin stolz, dass ich es alleine geschafft habe.
Ich bin es leid, immer wieder ihr Chaos auszubaden.
Ich bin empört.
Ich bin erheitert über Heidis Unbekümmertheit.
Ich bin neidisch, dass Heidi es sich so leicht machen kann.
Ich bin frustriert, weil ich mich kleinlich finde.

Josefines Bedürfnisse:

Ehrlichkeit, Klarheit, Souveränität, Anerkennung, Leichtigkeit, Disziplin, Großzügigkeit, Loyalität, Humor, Nachsicht – mindestens!

Josefines Überzeugungen:

Lorbeeren darf nur erwarten, wer sich auch angestrengt hat.
Man muss jede Gelegenheit nutzen, großzügig zu sein.
Man darf sich nicht mit fremden Federn schmücken.
Geschwister müssen zusammenhalten.
Man darf nicht schummeln.
Ältere Schwestern bleiben ein Leben lang für die jüngeren verantwortlich.

Man darf sich selbst nicht so wichtig nehmen, wenn es um die Eltern geht.
In solchen Situationen muss man souverän sein.
Man muss anderen ihre Schwächen verzeihen.

Josefines nächste Worte und ihr weiteres Verhalten vor (und hinter) der Haustür werden davon bestimmt, welche Überzeugung sich am lautesten Gehör verschafft hat. Nehmen wir an, dass die „Schwester-Überzeugungen" sich am eindringlichsten bemerkbar machen konnten. Josefine hört sich sagen: „Also gut, eigentlich bin ich es leid, deine Lässigkeit ausbaden zu müssen, aber heute geht es ja nicht um uns – und wie du mir wieder die Verantwortung überlassen hast, ist bewundernswert. Das nächste Mal bist aber du dran."

Wir überlassen es Ihnen sich auszudenken, wie nun Heidis innerer Chor zum Einsatz kommt.

▪ *Noch ein Beispiel*:
Herr Klemper und Herr Lindner sind Verkäufer in einem großen Autohaus. Die Geschäfte laufen in letzter Zeit schleppend. Herr Klemper bemüht sich seit zwei Wochen um einen Auftrag vom Pizzadienst Milano: zehn kleine Stadtflitzer. Der Auftrag ist entscheidend für Herrn Klemper – ob er in diesem Quartal einen Bonus bekommt, hängt genau vom Gelingen dieses Auftrags ab. Diesen Bonus hat er schon einkalkuliert, um die Hypothekenzinsen für sein kleines Haus zu zahlen.

Als Herr Lindner sich abends verabschiedet, sagt er: „Ich gehe nachher noch zu Milano, da arbeitet meine Freundin jetzt."

Ohne es zu ahnen, hat Herr Lindner bei Herrn Klemper einen „roten Knopf" gedrückt, Herr Klemper ist in höchster Alarmbereitschaft.

Seine Gefühle: Misstrauen und Panik, dass Herr Klemper ihm diesen Kunden wegnimmt.

Seine Bedürfnisse: finanzielle Sicherheit, Arbeitsplatzsicherheit, Loyalität.

Seine Überzeugungen: „Man darf sich gegenseitig keine Kunden ausspannen“ und „In diesen schweren Zeiten kann man sich auf niemanden verlassen“.

Herr Klemper ist so aufgebracht, dass sein Verstand ihn für den Augenblick ziemlich im Stich lässt. Von Gefühlen überschwemmt, ist er nicht in der Lage, klar zu analysieren, ob an der Situation tatsächlich etwas Bedrohliches ist. Und je größer die Gefühlswelle, desto weniger Verstand hat ein Mensch zu einem solchen Zeitpunkt zur Verfügung.

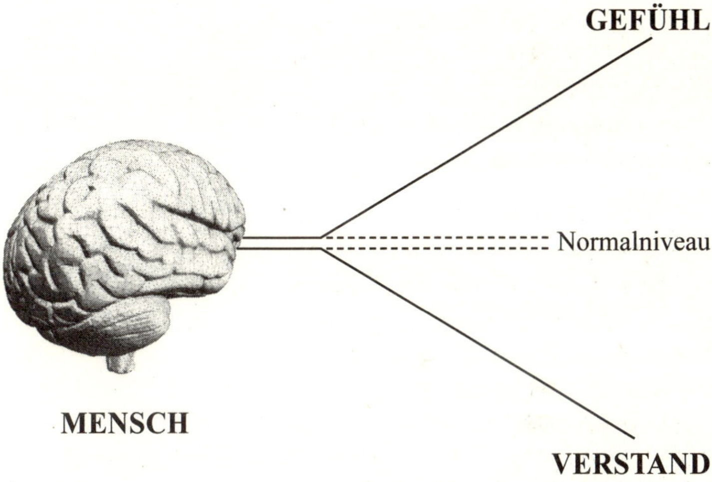

Starke Gefühle beeinflussen das Denkvermögen. Wer wütend ist, wer Angst hat (oder verliebt ist), der kann sich nicht auf seinen sonst so klaren Verstand verlassen.

Solche roten Alarmknöpfe wie Herr Klemper hat jeder Mensch, und bei jedem sitzen sie woanders, weil sie mit unterschiedlichen Bedürfnissen und Überzeugungen verbunden sind. Um diesem Geschehen nicht ganz so hilflos und unvorbereitet ausgeliefert zu sein, könnten Sie sich jetzt auf die Suche nach Ihren „Knöpfen“ machen.

Übung

Ergänzen Sie die folgenden Sätze.

Ungeduldig werde ich immer, wenn ...
Weil ich finde, denke, glaube, dass ...
Mein Bedürfnis ist ...

Neidisch werde ich besonders dann, wenn ...
Weil ich finde, denke, glaube, dass ...
Mein Bedürfnis ist ...

Verzweifelt bin ich oft, wenn ...
Weil ich finde, denke, glaube, dass ...
Mein Bedürfnis ist ...

Hilflos fühle ich mich, wenn ...
Weil ich finde, denke, glaube, dass ...
Mein Bedürfnis ist ...

Missgünstig bin ich leider, wenn ...
Weil ich finde, denke, glaube, dass ...
Mein Bedürfnis ist ...

Verwirrt bin ich manchmal, wenn ...
Weil ich finde, denke, glaube, dass ...
Mein Bedürfnis ist ...

Gierig werde ich besonders dann, wenn ...
Weil ich finde, denke, glaube, dass ...
Mein Bedürfnis ist ...

Richtig wütend kann ich werden, wenn ...
Weil ich finde, denke, glaube, dass ...
Mein Bedürfnis ist ...

Nun wissen Sie schon sehr viel über die Stimmen in Ihrem Haus.

Übung

Mit dieser neuen Kompetenz könnten Sie sich jetzt noch einmal die Gefühlslisten von Seite 38/39 vornehmen.

- Stellen Sie sich einen bestimmten Menschen vor, mit dem Sie es schwer haben: Ihren Bruder, einen Kollegen, Ihren Vater, Ihre Partnerin.
- Kreuzen Sie spontan an, welche Regungen und Gefühle im Zusammenhang mit diesem Menschen in Ihnen anklingeln.
- Lassen Sie auch Widersprüchliches zu.
- Versuchen Sie, den Bedürfnissen und Überzeugungen auf die Spur zu kommen, die zu den Gefühlen für diesen Menschen gehören.

Diese Übung können Sie immer mal wieder machen, wenn Sie eine Situation ergründen oder Ihr Verhältnis zu einem anderen Menschen besser verstehen wollen.

6. Du-Botschaften

Zivilisten auf dem Kriegspfad

„Wunderbar", so hören wir es in der Streitschule immer wieder, „nun kenne ich alles, was mein Verhalten begründet – meine Gefühle, meine Überzeugungen und meine Bedürfnisse, mein ganzes Haus." Das ist auch fast richtig, aber ...

Stellen Sie sich vor, dass es in Ihrem Haus, wie in einem richtigen Haus, verschiedene Zimmer gibt. Sie können Ihre Überzeugungen und Bedürfnisse dem einen oder anderen Zimmer zuordnen. Im Wohnzimmer sind vermutlich Ihre Überzeugungen zu dem ganzen Komplex „Gewohnheiten, Rituale, Traditionen". Im Kinderzimmer haben Sie unter anderem Ihre Vorstellungen davon untergebracht, was es heißt, Junge oder Mädchen, Mann oder Frau zu sein. In der Küche sitzen die Prägungen und Überzeugungen zum Thema Gesundheit oder Genuss. Aus der Hauskapelle (ja, es ist ein großes Haus!) kommen die Gedanken und Gefühle zu Religion, Spiritualität usw. All diese Zimmer haben sich im Laufe der Jahre gut gefüllt, zunächst in der Familie, später in der Schule und im Arbeitsleben.

Übung

Wenn Sie sich das veranschaulichen möchten, könnten Sie ein großes Blatt Papier nehmen und alle die Überzeugungen und Bedürfnisse, die Sie bisher identifiziert haben, in die Zimmer Ihres Hauses einsortieren. Bitte lassen Sie dabei eine Ecke des Hauses frei.

In der freien Ecke Ihres Hauses befindet sich das, was wir die „Waffenkammer" nennen. Hier lagern alle die Waffen und Instrumente, die Sie im Laufe der Jahre erworben haben, um sich in

Konflikten zu schützen oder Konfrontationen zu regeln. Diese Waffen sind Verhaltensweisen, die Sie sich angewöhnt oder antrainiert haben, und die sicher auch im einen oder anderen Fall sehr nützlich waren. Sie entwickeln sich häufig jedoch zu Bumerangs, weil sie dazu gedacht sind, Ihr Gegenüber zu besiegen. Und Besiegte, logisch, lauern nur darauf, bei der nächsten passenden Gelegenheit zurückzuschlagen.

Diese speziellen Kommunikationswaffen nennen wir Streitkeulen. Oft genug kommen sie zum Einsatz, weil wir uns einbilden, wir könnten unser Gegenüber erziehen oder ändern. Für alle, die darauf hoffen, haben wir leider eine schlechte Nachricht: **Ändern kann man nur sich selbst**. Auch wenn Sie noch so sehr glauben, Sie seien schließlich im Recht, werden Sie keinen Erfolg damit haben, jemanden gegen seinen Willen zu belehren oder zu überzeugen. **Wahrheit ist sehr subjektiv!** Wenn es nicht gerade um klare Sachfragen geht, etwa auf welchem Bahnsteig der Zug abfährt, werden Sie damit leben müssen, dass man die Dinge des Lebens durchaus unterschiedlich empfinden und wahrnehmen kann. Die Streitkeulen werden Ihnen nicht dabei helfen, diese ganz andere Weltsicht zu ändern. Darum möchten wir Ihnen diese Streitkeulen, die nachweislich Kommunikationshemmer sind, detailliert vorstellen. Vielleicht haben Sie dann Lust, Ihre Waffenkammer etwas zu entrümpeln.

Die Streitkeulen:

1. Die Analyse-Keule

Sie steht für analysieren im Sinne von interpretieren oder diagnostizieren.

Maria und Nadine arbeiten in einem Blumenladen. Beim morgendlichen Aufbau der Blumen lässt Nadine eine große Vase fallen. Maria hilft ihr, die Scherben aufzukehren.

Sie macht sich Sorgen um die Kollegin und fragt: „Was ist denn mit dir los? Das ist dir doch neulich schon Mal passiert. So schusselig kenne ich dich gar nicht."

Nadine: „Ich weiß. Ich habe zur Zeit einfach viel Stress zu Hause. Mir geht so viel im Kopf herum, und deswegen bin ich unkonzentriert."

Maria: „Meine Liebe, dein Problem ist, dass du keine klaren Grenzen ziehen kannst und daher von allen ausgenutzt wirst. Es ist doch so, dass der Rest deiner Familie sich ein sehr gemütliches Leben macht, während du dich fast zerreißt, um es allen Recht zu machen. Und das tust du ja nur, weil du denkst, dass man nur geliebt wird, wenn man ständig verfügbar ist. In Wirklichkeit hast du doch gar keine Lust mehr dazu, aber du traust dich nicht, dein Leben in die Hand zu nehmen ..."

Nun steht Nadine da. Sie hat einen Eimer voller Scherben, ein paar geknickte Blumen und die volle Ladung unerbetenen Psychoschrott.

Um diesen Angriff abzuwehren – denn das ist ein Angriff – wird Nadine nun in ihre eigene Waffenkammer greifen und ihrerseits eine Keule zücken. Zum Beispiel:

2. Die Moralkeule

Sie steht für moralisieren, predigen, Verpflichtungen einklagen.

Nadine lässt die Kehrschaufel sinken, baut sich vor Maria auf und sagt ziemlich empört: „Das ist wieder typisch für dich, denn du kümmerst dich um deine Familie reichlich wenig! Dabei hättest du jeden Grund, ihr dankbar zu sein. Schließlich haben deine Eltern so viel für dich getan, dass du ihnen wirklich etwas schuldig bist. Es gehört sich nicht, so egoistisch zu sein! Ich weiß gar nicht, wie du das verantworten kannst. Ich mache so was jedenfalls nicht."

Gott sein Dank ist keine Kundschaft in Sicht, denn nun greift Maria sofort wieder in ihre Waffenkammer. Sie erwischt zum Beispiel:

Streitkeulen

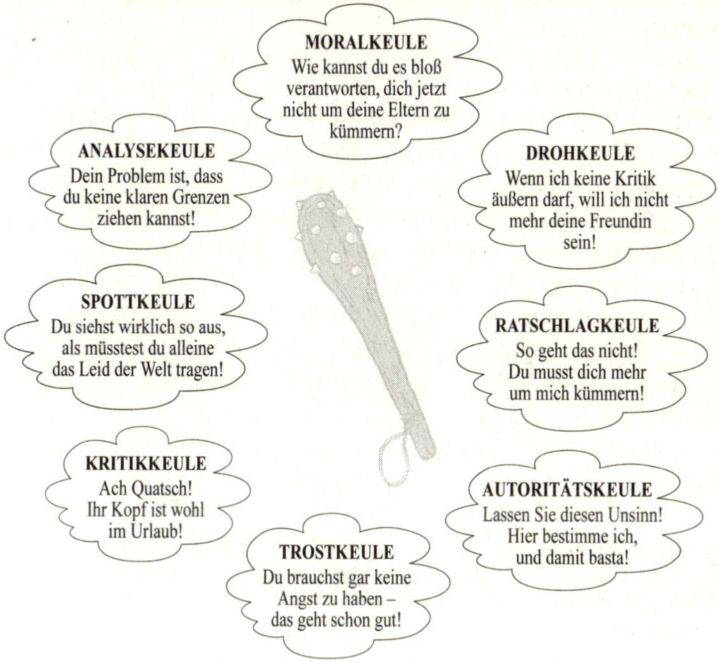
MORALKEULE
Wie kannst du es bloß verantworten, dich jetzt nicht um deine Eltern zu kümmern?
ANALYSEKEULE
Dein Problem ist, dass du keine klaren Grenzen ziehen kannst!
DROHKEULE
Wenn ich keine Kritik äußern darf, will ich nicht mehr deine Freundin sein!
SPOTTKEULE
Du siehst wirklich so aus, als müsstest du alleine das Leid der Welt tragen!
RATSCHLAGKEULE
So geht das nicht! Du musst dich mehr um mich kümmern!
KRITIKKEULE
Ach Quatsch! Ihr Kopf ist wohl im Urlaub!
AUTORITÄTSKEULE
Lassen Sie diesen Unsinn! Hier bestimme ich, und damit basta!
TROSTKEULE
Du brauchst gar keine Angst zu haben – das geht schon gut!

3. Die Drohkeule

Sie steht für drohen, mahnen, warnen.

Maria: „Jetzt reicht es aber. Wenn du überhaupt nicht zu schätzen weißt, wie sehr ich mich um dich sorge, dann kannst du in Zukunft nicht erwarten, dass ich für dich einspringe, wenn du mal wieder so furchtbar Wichtiges für deine Familie regeln musst. Entweder sind wir Freundinnen, dann wird man doch auch mal was sagen dürfen, oder du musst halt alleine mit deinem Kram fertig werden. Du kannst dich entscheiden."

Wie auch immer Maria und Nadine als Freundinnen und Kolleginnen in Zukunft miteinander umgehen, wir können konstatieren, dass der heftige Einsatz der Streitkeulen ihre Ausgangssituation verschlechtert hat. Aber es gibt noch mehr Keulen.

4. Die Spottkeule

Sie steht für spötteln, ablenken, Ironie und Zynismus.

Otto und Patricia waren im Kino. Sie haben das „Wunder von Bern" gesehen. Patricia interessiert sich nicht besonders für Fußball, aber das Schicksal des kleinen Jungen hat sie tief gerührt.

Otto legt den Arm um sie und sagt sehr zufrieden: „Toller Film, und was der Sepp Herberger da geleistet hat, war doch grandios – so eine kluge Strategie – voll aufgegangen! War doch eine unglaubliche Leistung dieser ganzen Mannschaft."

Patricia schaut ihn entsetzt an: „Ja, natürlich, aber viel wichtiger ist doch die Geschichte von diesem kleinen Jungen, von seinem Vater und der armen Mutter – von den richtigen Menschen."

Otto: „Ach süß, von wegen richtigen Menschen, ist doch alles nur Kino."

Patricia: „Schon, aber mir gehen nun mal solche Lebensgeschichten unheimlich zu Herzen. Vor allem, wenn es um Kinder geht."

Otto: „Du bist wirklich putzig. Hast du das Gefühl, du könntest durch Sentimentalität die Welt verändern? Jetzt siehst du wirklich so aus, als würdest du das gesamte Leid der Welt auf deinen Schultern tragen."

Patricia: „Aber ich bin wirklich traurig, ich kann nichts dafür."

Otto möchte sie aus ihrem Tief holen: „So, so, dann muss ich wohl dafür sorgen, dass du nicht in deiner Trauer versinkst. Was würde denn mein Mimöschen wohl aufheitern?"

Fühlt sich Patricia in dieser Beziehung richtig geborgen und verstanden?

5. Die Ratschlagkeule

Sie steht für Vorschläge, Ratschläge, nicht erbetene Lösungen.

Richard ruft seinen Freund Simon an: „Ich kann heute Abend nicht zum Doppelkopf kommen. Ich hab fieses Zahnweh."

Simon antwortet voller Mitleid: „Oh, da würde ich dir aber dringend raten, sofort zum Zahnarzt zu gehen." Richard: „Ich habe aber erst für morgen einen Termin bekommen, und heute Abend nehme ich ein Schmerzmittel." Simon: „Na, den Zahnarzt kannst du gleich sausen lassen; wer in einem Notfall nicht verfügbar ist, ist kein guter Arzt." Richard: „Also bisher war ich mit ihm ganz zufrieden, außerdem ist er bei mir um die Ecke." Simon: „Das ist doch wohl kein Kriterium! Mit den Zähnen ist nicht zu spaßen – wahrscheinlich hast du nicht regelmäßig die Vorsorge gemacht."

Richard: „Du klingst ja wie mein Vater ..." Simon: „Ich würde dir jetzt dringend raten, den zahnärztlichen Notdienst anzurufen. Sieh es doch mal so: Wenn du das heute erledigst, kannst du morgen wieder richtig arbeiten." Richard: „Wer hat hier eigentlich Zahnschmerzen, du oder ich?"

Au Backe!

6. Die Kritikkeule

Sie steht für schimpfen, verurteilen, klein machen, kritisieren.

Herr Tanner ist der Vorgesetzte von Frau Unger. Sie hat ihm gestern einen umfangreichen Bericht geliefert, über dem Herr Tanner seit Stunden brütet. Er ist mit den Daten überhaupt nicht zufrieden und fragt sich, was Frau Tanner da zusammengetragen hat. Nun schnappt er sich den Bericht und begibt sich energischen Schrittes in das Büro, das Frau Unger mit zwei Kolleginnen teilt. Frau Unger strahlt. Sie ist sehr stolz auf diesen Bericht und erwartet ein dickes Lob.

Herr Tanner: „Meine liebe Frau Unger, so geht das wirklich nicht! Ich kann mir nicht vorstellen, wo Sie diese Zahlen her haben, aber auf alle Fälle sind sie falsch! Da hätten Sie sich mehr Mühe geben müssen! So kann das nicht rausgehen.

Frau Unger: „Ich habe jeweils die neuesten Zahlen eingesetzt, die ich finden konnte."

Herr Tanner: „Ach Quatsch! Vielleicht hätten Sie Ihre Kolleginnen um Hilfe bitten sollen. Sie hätten ja notfalls auch mich fragen können, ob das die neuesten Zahlen sind, bevor Sie die ganze Zeit mit falschem Material verschwenden. Da war Ihr Kopf wohl wirklich auf Urlaub ... Jedenfalls muss das neu gemacht werden. Und sagen Sie jetzt nicht wieder, dass Sie abends nicht länger bleiben können."

Wie gefällt Ihnen dieser Chef?

7. Die Trostkeule

Sie steht für abwiegeln, unangemessen beruhigen und trösten.

Viktoria und Werner sitzen im Auto. Viktoria freut sich über ihr neues Auto und führt Werner vor, wie kräftig der Motor ist. Sie fahren auf der Autobahn, der Tacho klettert auf 190, und vor ihnen ist der Verkehr ziemlich dicht.

Werner stemmt sich energisch mit den Füßen ab und sagt: „Schätzchen, ich glaub dir ja, dass das Auto schnell ist, aber bitte fahre doch etwas vernünftiger."

Viktoria möchte ihn beruhigen: „Wirklich, Werner, du brauchst dir gar keine Sorgen zu machen, ich habe das Auto im Griff."

Werner: „Mag sein, aber mir ist das zu schnell – mir wird schon ganz schlecht!"

Viktoria: „Ach das denkst du nur, das ging mir früher auch immer so, aber das legt sich. Du hast doch schon ganz andere Sachen ausgestanden."

Gute Fahrt!

8. Die Autoritätskeule

Sie steht für bestimmen, befehlen, ausfragen, verhören, schimpfen.

Herr Zacher ist Vorsitzender des Sportvereins in Möchtlfing. Herr Auer, ein Vereinsmitglied hat einen Antrag eingebracht, bestimmte Jugendliche speziell zu fördern. Herr Zacher findet den Antrag eine Katastrophe, weil sich auch der Name des jüngsten Sohnes Auer auf der Liste befindet. Er möchte, dass Herr Auer den Antrag zurückzieht, damit es im Verein kein böses Blut gibt.

Herr Zacher sagt: „So stellen Sie sich das also vor, Herr Auer – wie soll das denn gehen? Wo soll denn das hinführen? Wer soll das bezahlen? Wo bleibt da die Gerechtigkeit? Warum steht Ihr Sohn auf der Liste? Und wozu soll es überhaupt gut sein? Ich sag Ihnen mal was: Diesen Antrag ziehen Sie besser zurück. Solange ich hier Vorsitzender bin, hat der keine Chance durchzukommen."

Herr Auer: „Ich kann Ihnen das schon erklären, das ist ja nicht nur meine Idee ..."

Herr Zacher unterbricht: „Hören Sie, Herr Auer, lassen Sie diesen Unsinn, hier bestimme ich und damit basta!“

Würden Sie diesem Verein zur Zeit beitreten?

Sicher kam Ihnen die eine oder andere Keule bekannt vor, als Sprechender oder als Hörender. In Ihrer Waffenkammer werden Sie vermutlich sogar noch weiter fündig.

Was tun Sie im Konfliktfall noch:

- schmollen?
- mauern?
- den Rückzug antreten?
- intrigieren?
- manipulieren?
- überwältigen?
- Selbstmitleid entfalten?
- Schuldzuweisungen verteilen?

Wenn wir davon ausgehen, dass alle die Keulenschwinger zunächst im Wesentlichen nett sein wollten, müssen wir von ziemlich misslungener Kommunikation sprechen.

Woran lag das? Den Sprechern ist es nicht gelungen, ihre eigentlichen Bedürfnisse, Interessen und Gefühle so vorzutragen, dass die Anderen sie hören mochten oder verstehen konnten. Das hatte zwei Gründe: Zum einen haben sie den Schritt der Selbstklärung übersprungen.

Wichtig: Wenn man weiß, wovon man spricht, lässt sich besser darüber reden.

Zum anderen wurde auch das, was ihnen bewusst oder klar war, in eine Sprachform verpackt, die fast immer Widerstand auslöst: Du-Botschaften.

Die **Du-Botschaft** ist eines der wesentlichen Elemente der destruktiven Kommunikation, also die „Mutter aller Streitkeulen“. Warum? Sie ist ein Angriff auf das Haus des Anderen und sein Selbstwertgefühl – auf seine Gefühle, Bedürfnisse, Werte, Einstellungen, Erwartungen und Vorstellungen. Sie ist damit ein Angriff auf seine Person und nicht nur auf sein konkretes (Fehl-)Verhalten in der bestimmten Situation, z. B.: „Das ist doch einfach typisch für dich und deine sogenannte Hilfsbereitschaft: Du hast natürlich mal wieder vergessen, Waschmittel einzukaufen ...“ statt „Du hattest versprochen, Waschmittel mitzubringen!“ Du-Botschaften führen fast immer zu destruktivem Streit. In dieser Form des destruktiven Streitens versucht man, dem Anderen seine Wirklichkeit wegzunehmen und sie durch die eigene zu ersetzen.

Als schmückendes Beiwerk nutzen wir in der Du-Botschaft gerne Worte wie „wieder, immer, nie, selten, dauernd usw.“. Das sind Verallgemeinerungen, die den Anderen zusätzlich auf die Palme bringen.

Typische Du-Botschaften:
„Du bist immer so unpünktlich!“
„Nimm’s nicht so schwer, das hast du bald vergessen.“
„Warum hast du mich wieder nicht angerufen?“
„Du hast es nicht richtig durchdacht, du bist einfach zu naiv.“
„Sie erwarten einfach zu viel von diesem Projekt.“
„Dein Problem ist, dass du dir nicht genug selber ausdenkst!“
„Haben Sie schon wieder vergessen, Papier zu bestellen?“
„Du bist einfach zu feige, um dich dem Problem zu stellen.“
„Sei doch mal kreativ!“
„Ich hätte mir denken können, dass Sie wieder vor dieser Verantwortung kneifen.“
„Kannst du denn nie Kritik annehmen?“
„Du hättest jeden Grund, dich um die Kinder zu kümmern!“
„Du könntest auch mal den Wagen tanken gehen!“
„Sie hätten ahnen müssen, dass Sie mit der Zeit nicht zurecht kommen.“
„Du kannst doch nicht erwarten, dass ich immer putze.“
„Das denkst du doch nur, weil du Angst vor Neuem hast.“
„Ich muss es wohl noch deutlicher sagen, dass Sie hier nicht so eigenmächtig handeln können.“
„Du traust dich doch nicht, deiner Mutter zu sagen, dass du nicht kommen willst!“
„Ich muss mich dauernd fragen, ob ich mich überhaupt auf Sie verlassen kann.“

„Hast du schon wieder alle Pläne geändert?“
„Kannst du nicht mal an Andere denken?“
„Du solltest dich mal langsam um deine Urlaubsplanung kümmern, sonst kriegst du wieder nichts.“
„So egoistisch kann man doch gar nicht sein!“
„Das ist doch Schwachsinn, das müsstest du besser wissen.“
„Du brauchst dir keine Sorgen zu machen, das wird schon wieder.“
„Stell dich nicht so an, das schaffst du doch spielend!“
„Wenn Sie weiter so faul sind, kann ich Sie nicht mehr beauftragen.“
„Was Sie damit wirklich sagen wollten, ist weiterhin unklar.“
„In Wirklichkeit bist du sauer, weil es so wenig um dich ging!“
„Das meinen Sie ja wohl nicht im Ernst ...“
„Was haben Sie sich bloß dabei gedacht, diese miesen Vorlagen abzuliefern?“
„Du solltest dich schämen, so etwas zu denken!“
„Sie sollten sich mal fragen, wieso das immer gerade Ihnen passiert!“
„Sie könnten auch ausnahmsweise mal mit anpacken.“
„Eigentlich wundert es mich gar nicht, dass ausgerechnet Sie mal wieder keine Meinung dazu haben.“

Sie haben es gemerkt: Nicht jede Du-Botschaft fängt mit „Du“ an – und oft macht der Ton die Musik. Natürlich spielt auch die Körpersprache eine Rolle, und manchmal werden Sie mit einem Satz durchkommen, der in einer anderen Situation heftige Abwehr produziert. Mit der Zeit werden Sie ein Gespür dafür entwickeln, was ein Übergriff ist. Leider werden Sie wahrscheinlich Übergriffe auf Ihr eigenes Haus viel schneller und genauer registrieren, als dass Sie merken, wann Sie selber als Angreifer unterwegs sind.

Übung

Um Ihr Gespür zu schärfen, könnten Sie jetzt einen roten Stift nehmen und alle Du-Botschaften in den Beispielen für die Streitkeulen auf Seite 53–59 unterstreichen.

7. Das Beziehungskonto

Kein Mensch ist eine Insel

Leider, leider haben diese vertrackten Du-Botschaften nicht nur eine momentane Wirkung. Stellen Sie sich vor, dass Sie für jeden Menschen, mit dem Sie längerfristig zu tun haben, ein **„Beziehungskonto“** führen. Das gilt nicht nur für Familie, Freunde und Kollegen, sondern mehr oder minder ausgeprägt auch für Nachbarn, den Schuldirektor Ihrer Kinder, Ihren Versicherungsvertreter, den Kellner in Ihrer Stammkneipe, Ihren Vermieter, Ihre Handwerker oder Ihren Friseur.

Wie sieht so ein Konto aus? Ganz normal. Sie können Einzahlungen und Abbuchungen vornehmen. Nur die Währung ist eine andere.

Wichtig: Einzahlungen auf das Beziehungskonto erfolgen durch Verständnis, Wertschätzung, Unterstützung, Interesse, Vertrauen, Aufmerksamkeit, Geborgenheit, Zuversicht, geteilte Freude und geglückte Kommunikation.

Und umgekehrt: Jede Beleidigung, Kränkung, Enttäuschung, Unsicherheit, Abwertung, Nachlässigkeit und Verletzung, jeder Vertrauensbruch, Angriff und Vorwurf führt zu einer Abbuchung vom Konto. Wenn die Beziehung im Allgemeinen erfreulich und konstruktiv ist, weist das Konto ein gehöriges Guthaben aus. In dem Fall sind gelegentliche Abbuchungen kein Drama. Befindet sich das Konto jedoch ständig in den roten Zahlen, beginnt man sich irgendwann zu fragen, wie wichtig einem diese Beziehung wirklich ist.

Die Kontoführung erfolgt schnell, zuverlässig, unbestechlich und automatisch. Wir buchen, lange bevor wir uns dessen bewusst werden. Es handelt sich also nicht um kleinkariertes Aufrechnen von allem und jedem, sondern vielmehr um ein schnelles Registrieren der Frage, ob unsere Bedürfnisse (oder unsere Werte, Vorstellungen, Hoffnungen, Erwartungen und Überzeugungen) erfüllt werden oder nicht.

▒ *Beispiel*:
Die Marketingexpertin Barbara führt ein Konto für die Beziehung zu Bernhard. Schauen wir uns die Kontobewegungen an.

Barbara und Bernhard haben sich im Februar bei einer Fortbildung kennen gelernt. Bernhard war ihr gleich sympathisch (*Kontogründung erwogen!*). Sie haben in den Planspielen phantasievoll zusammengearbeitet und oft in die gleiche Richtung gedacht. Sie fand ihn kreativ, humorvoll, gescheit und kompetent (*Konto mit Guthaben eröffnet!*). Abends waren die Teilnehmer alle gemeinsam essen, und Barbara hat sich sehr gefreut, dass Bernhard ihr den Platz neben sich freigehalten hat (*Einzahlung wg. Interesse!*). Das Gespräch entwickelt sich schnell vom rein Sachlichen hin zu ihrem Privatleben. Dabei sagt Bernhard irgendwann: „Ich weiß schon, warum ich alleine lebe. Mir ist dieser ewige Psychoquatsch einfach zu viel“ (*blitzschnelle Abbuchung wg. Entwicklungsstau!*). Barbara entscheidet sich, nicht darauf zu reagieren. Sie erzählt Bernhard von einem Problem mit ihrem Bruder, und er hört sehr verständnisvoll zu (*Einzahlung wg. Sensibilität!*). Keine weiteren Kontobewegungen an diesem Abend.

Am nächsten Morgen schummelt Bernhard bei der Gruppeneinteilung und sorgt dafür, dass er wieder mit Barbara zusammenarbeiten kann (*große Einzahlung wg. Entschlossenheit und Gestaltungswillen!*). Am Ende des Seminars tauschen sie ihre Telefonnummern aus und verabreden, in der nächsten Woche zusammen essen zu gehen. Bernhard ruft am Dienstag bei Barbara an und fragt, ob es ihr am Donnerstag Abend passen würde. Als sie bejaht, sagt er: „Gut, dann bestelle ich einen Tisch im ‚Pepe e Sale‘. Da gehe ich immer hin.“ Nun geht es auf dem Konto hoch her. (*Einzahlungen für Kavaliersverhalten und Fürsorge, gleichzeitige Abbuchungen wg. Übergriffigkeit, Einfallslosigkeit und Beliebigkeit!*).

Am Donnerstag Mittag schickt Bernhard eine SMS: „Sorry, muss dringend zwei Tage nach Köln – melde mich“ (*massive*

Abbuchung wg. Unzuverlässigkeit, schlechter Planung, Unhöflichkeit!). Als Barbara abends nach Hause kommt, ist ein Fax da: „Es tut mir so leid. Ich hatte mich schon riesig auf unseren ersten Abend gefreut. Dem Kollegen, für den ich hier einspringen musste, werde ich nie verzeihen. Bitte rufe mich heute nach 22.00 an, damit wir einen neuen Termin finden" (*Einzahlung wg. deutlichen Interesses und Liebenswürdigkeit, aber Abbuchung wg. „Warum ruft er nicht selbst an?"*).

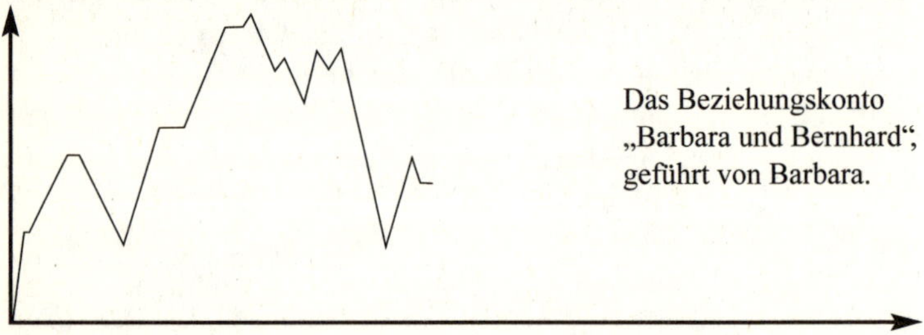

Das Beziehungskonto „Barbara und Bernhard", geführt von Barbara.

Übung

Nun übernehmen Sie zu Übungszwecken Barbaras Kontoführung!
Die Geschichte geht weiter.
Barbara und Bernhard treffen sich am Sonntag zum Spaziergang. Sie haben viel Spaß miteinander, denken sich zusammen Geschichten über die anderen Spaziergänger aus und genießen den Nachmittag.
Einzahlung/Abbuchung wg. ____________________
Gegen Abend sagt Bernhard: „Komm, lass' uns zusammen essen gehen, du kennst doch mein ‚Pepe e Sale' noch gar nicht. Da kriege ich immer einen Tisch."
Einzahlung/Abbuchung wg. ____________________
Beim ersten Blick in die Speisekarte erschrickt Barbara und denkt: „Wie kann man bloß so einen teuren Schuppen als Stammlokal haben?"
Einzahlung/Abbuchung wg. ____________________
Das Essen ist köstlich, und Bernhard bestellt ihnen eine Flasche herrlichsten Chianti. Sie sprechen über ihre gemeinsame Liebe zur

Toskana, über Farben und Licht, Antipasti und Dolci, und sie lachen herzlich über ihre stümperhaften Versuche, sich der Landessprache zu bemächtigen.
Einzahlung / Abbuchung wg. ____________

Die Rechnung kommt. Bernhard sagt zum Kellner: „Machen Sie es ruhig gemeinsam, wir zahlen dann jeder die Hälfte."
Einzahlung / Abbuchung wg. ____________

Nur um Ihre Neugier zu befriedigen: Bernhard und Barbara sind kein Paar geworden, treffen sich aber gelegentlich beruflich und freuen sich dann beide.

Übung

Carsten und Dina träumen von einer orangefarbenen Lampe im Stil der sechziger Jahre für ihre neue Wohnung. Ihr Freund Emil, der ihnen beim Umzug geholfen hat, findet am nächsten Wochenende eine solche Lampe auf dem Flohmarkt. Da sie nur zehn Euro kosten soll, und die Elektrik in Ordnung ist, schlägt er gleich zu. Wenig später steht er mit stolzem Grinsen bei seinen Freunden vor der Tür und sagt: „So, schaut mal, was ich für euch gefunden habe, jetzt wird's bei euch richtig gemütlich." Dina ist entzückt: „Mensch, Emil, du bist wirklich ein Schatz! Genauso habe ich mir das vorgestellt! Komm, Carsten wir stellen sie gleich hin. Hol doch schon mal eine Verlängerungsschnur."
Was geschieht auf Dinas Beziehungskonto für Emil?

Carsten schaut ziemlich verlegen aus der Wäsche. Er hatte überhaupt nicht an ein Objekt vom Flohmarkt gedacht, sondern an die nachgemachten Lampen, wie er sie neulich im Karstadt Möbelhaus gesehen hat. Ihm ist ohnehin alles, was vom Flohmarkt kommt, eher suspekt. Außerdem findet er, dass nur Dina und er gemeinsam ihre Wohnung gestalten sollten. Er denkt: „Da sind Emil ja wohl die Gäule durchgegangen."
Was geschieht auf Carstens Beziehungskonto für Emil?
Was geschieht auf Emils Konten für Dina und Carsten?

Die unterschiedlichen Reaktionen von Carsten und Dina machen deutlich, dass ein und dieselbe Aktion zu fast gegensätzlichen Empfindungen und Kontobewegungen führen kann. Es geht also darum, sich klar zu machen, dass man mit allem, was man sagt und tut, etwas auslöst.

Wichtig: Man kann nicht nicht kommunizieren!

Wie andere Menschen unsere Konten führen, können wir umso besser verstehen, je besser wir ihre Währung (ihre Gefühle, Bedürfnisse, Überzeugungen ...) kennen. Das erfordert Achtsamkeit im Umgang mit dem Haus des Anderen – und es ist eine spannende Entdeckungsreise.

Übung

Überlegen Sie sich drei wichtige Beziehungen in ihrem Leben, in denen es in letzter Zeit zu heftigen Abbuchungen oder beachtlichen Einzahlungen auf den Beziehungskonten gekommen ist. Lassen Sie ihren Blick weit schweifen. Es braucht sich nicht nur um ihren Lebenspartner zu handeln; es könnte auch ein feindseliger Nachbar, eine nervende Schwägerin oder ein unausstehlicher Kollege sein.

Beantworten Sie schriftlich die folgenden Fragen für jedes Konto. Nehmen Sie dazu die Gefühlslisten von Seite 38/39, die Bedürfnisliste von Seite 35 und Ihre persönlichen Überzeugungen von Seite 45 zu Hilfe.

- Was genau hat der Andere getan oder gesagt?
- Was hat mich daran geärgert, enttäuscht, verunsichert, frustriert, empört oder erfreut, gestärkt, bereichert, amüsiert, begeistert?
- Welche Bedürfnisse wurden verletzt oder erfüllt?
- Und Sie finden, dass ... (Überzeugung).
- Wie haben Sie genau darauf reagiert – was haben Sie genau gesagt oder getan?
- Was ist daraus geworden?
- Würden Sie das heute noch genauso sagen oder tun?

8. Ich-Botschaften

Darf ich mich mal erklären?

Erschütternd, was in der Kommunikation alles schief laufen kann! Haben Sie sich bereits geschworen, zukünftig in kritischen Situationen lieber ganz zu schweigen? Dann haben wir jetzt gute Nachrichten für Sie:

Wichtig: Es gibt eine Möglichkeit klar auszudrücken, worum es Ihnen geht und was Sie wollen, ohne damit jemand anderen anzugreifen. Diese Form der Kommunikation nennt man Ich-Botschaften.

Mit Ich-Botschaften gewähren wir unserem Gegenüber Einblick in unser Haus. Eine Ich-Botschaft beinhaltet grundsätzlich keinen Angriff, sondern schafft Transparenz – auch für Dinge, die dem Gegenüber unangenehm sein könnten. Somit besteht für den Anderen auch weniger Notwendigkeit für Abwehr oder einen Gegenangriff. Im Gegenteil: Eine gelungene Ich-Botschaft führt meist zu Kooperationsbereitschaft auf der Seite des Zuhörers.

Ich-Botschaften und Du-Botschaften zu unterscheiden, fällt uns vom Gefühl her oft leichter als durch die eigentlichen Worte, das haben Sie schon bei den Beispielen auf den vorherigen Seiten gemerkt. Wir nehmen als Kinder mit großer Selbstverständlichkeit Du-Botschaften auf und halten sie für normale Kommunikation, obwohl wir oft am eigenen Leib gespürt haben, dass sie in uns Widerstand, Bockigkeit oder Ärger hervorrufen. All das kann bei einer sauberen Ich-Botschaft nicht passieren.

Ziele der Ich-Botschaft:

- Klare Verhaltens- oder Situationsbeschreibungen abzugeben und Pauschalaussagen zu vermeiden.
- Dem Gegenüber eindeutige Informationen über die eigenen

Gefühle, Interessen, Bedürfnisse, Überzeugungen und Wünsche zu liefern.
- Eine problematische Situation zu klären mit dem Wunsch nach einer Lösung.

Vorteile von Ich-Botschaften:
- Ich-Botschaften erhöhen das gegenseitige Vertrauen.
- Ich-Botschaften sind kein Angriff und provozieren weniger Abwehr.
- Ich-Botschaften machen es möglich, auch Unbehagen oder Beschwerden klar zu äußern.
- Ich-Botschaften sind zukunfts- und lösungsorientiert.

Ich-Botschaften wollen gelernt, geübt und im Kommunikationssystem verankert werden. Sie gelingen nur dann, wenn wir unsere Selbstklärung Ernst nehmen und unsere Anliegen aus unserem Haus heraus vortragen.

Schauen wir uns die Struktur einer Ich-Botschaft an. Sie besteht aus einer Ouvertüre und vier Sätzen.

Bereiten Sie die Basis für das Gespräch

Wahrnehmung:
Beschreiben sie das konkrete Verhalten oder Geschehen (was wurde gesagt oder getan – keine Angriffe auf die Person).

Wirkung:
Benennen Sie die greifbare und konkrete Konsequenz dieses Verhaltens oder Geschehens für Sie selbst (Gefühle, Empfindungen und Gedanken dazu).

Wichtig:
Erklären Sie, welche Bedürfnisse damit zusammenhängen (was Ihnen wichtig ist, oder was Sie gebraucht hätten).

Wunsch:
Sagen Sie, was Sie sich wünschen oder worum Sie bitten.

Die Schritte im einzelnen:

Bereiten Sie die Basis für das Gespräch oder „Alles zu seiner Zeit".

■ *Beispiel*:

Johanna möchte ihren Mann Klaus überreden, am nächsten Wochenende mit ihr einen Tangokurs zu machen. Klaus ist grundsätzlich kein begeisterter Tänzer. Wenn er sich auf Festen dazu hinreißen lässt, dann nur, weil er Johanna so liebt. Johanna ahnt also schon, dass es schwierig werden wird ihn zu überreden, gibt sich einen Ruck und geht hinaus in den Garten. Dort kämpft Klaus im Augenblick mit der Montage eines neuen Wasserhahns. Johanna tritt energisch auf ihn zu und sagt: „Hör mal Klaus, lass' uns doch diesen Tangokurs machen. Die Lichtings gehen auch. Ich könnte da jetzt schnell mal anrufen."

Klaus fällt vor Schreck die Zange auf den Fuß. Ärgerlich erwidert er: „Kannst du nicht sehen, dass ich jetzt etwas Dringenderes zu tun habe, als ausgerechnet über Tanzkurse zu reden. Aber du könntest mal das Isolierband holen."

Wäre Johanna „konfliktkompetent", hätte sie abgewartet, bis Klaus die Sache mit dem Wasserhahn zu seiner Zufriedenheit geregelt hätte. Dann wäre er sicher ansprechbarer gewesen. Zugleich möchte sie sicher stellen, dass sie ihn heute noch erwischt, denn die Entscheidung drängt. Also wäre sie ebenso entschlossen in den Garten marschiert und hätte gesagt: „Du, Klaus, ich hab' da so eine Idee, die ich gerne nachher noch mit dir besprechen würde. Hast du, wenn du hier fertig bist, noch ein bisschen Zeit, bevor du in die Sauna gehst?"

Es klingt so banal, aber es hat sich wirklich als unendlich nützlich erwiesen, sicher zu stellen, dass Gesprächsbereitschaft überhaupt möglich ist. Wenn Sie also jemanden anrufen, um etwas zu besprechen, lohnt es sich, zunächst eine einfache Frage zu stellen, wie: „Hast du gerade Zeit, oder wann passt es dir?"

■ *Beispiel*:

Milena hat die irritierende Angewohnheit, mit ihrer Freundin Natalie die wirklich wichtigen Beziehungsthemen dann anzuschneiden, wenn sie zusammen an der Straßenbahnhaltestelle stehen. Zuverlässig kommt ihre Straßenbahn genau dann angebimmelt, wenn das Gespräch sehr intensiv und privat wird. In der vollen Straßenbahn können sie es nicht fortsetzen, und Natalie, die früher aussteigt als Milena, ist regelmäßig von diesen Kommunikationsüberfällen frustriert.

Überprüfen Sie, ob Sie selbst immer gut darauf achten, Ort und Zeitpunkt für ein potenziell konfliktreiches Gespräch richtig zu wählen – schließlich ist das Teil Ihre Ouvertüre.

Wahrnehmung:

Hier sind Sie aufgefordert, ganz sachlich, konkret und ohne Vorwürfe zu sagen, was geschehen ist.

■ *Beispiele*:

Oskar ist mit seinem Freund Peter auf ein Bier verabredet. Der kommt 25 Minuten zu spät und begrüßt Oskar ohne Entschuldigung oder Erklärung. Statt „Du kommst wirklich dauernd zu spät" sagt also *Oskar*: „Wir waren um halb acht verabredet, Peter, und jetzt ist es fast acht. Letzte Woche war es genauso."

Herr Reiter war vormittags bei einem wichtigen Kunden zur Präsentation. Seine Mitarbeiterin, Frau Stecher, hatte ihm die Unterlagen dafür zusammengestellt. Leider fehlten einige wichtige Folien. Statt „Also Frau Stecher, das war ja wohl nix, was Sie mir da zusammengestellt haben, da hat die Hälfte gefehlt ...", sagt *Herr Reiter*: „Frau Stecher, in den Unterlagen, die Sie mir für die Präsentation heute Vormittag zusammengestellt hatten, haben die Seiten mit den Umsatzprognosen gefehlt."

Frau Samberger und Herr Tietz sind Kollegen an einem Gymnasium. Sie gehen gemeinsam nächste Woche mit der 10. Klasse auf Schulreise nach Berlin. Heute ist Elternabend und Frau Samberger rechnet damit, dass die Eltern Fragen zum Programm haben werden. Das ist noch nicht fertig, weil Herr Tietz immer wieder neue Ideen zu den möglichen Unternehmungen entwickelt. Frau Samberger möchte nun vorankommen. Statt „Jetzt reicht es mir mit Ihren vielen Ideen. Irgendwann muss auch mal Schluss sein!", sagt

Frau Samberger: „Dienstag wollen wir nach Berlin fahren. Das Programm ist noch nicht fertig, und heute ist Elternabend.

Wirkung:

Jetzt benennen Sie, ebenfalls konkret, was das Geschehen in Ihnen auslöst oder bewirkt, welche Gedanken Sie sich machen, und welche Gefühle sich melden.

Wir möchten betonen, dass in einer Ich-Botschaft auch starke Gefühle Platz haben: Wut Enttäuschung, Verunsicherung. So lange Sie wirklich von sich sprechen und Ihr Gegenüber nicht beschimpfen, bewerten oder sonst wie angreifen, dürfen und müssen Sie erklären, was in Ihnen los ist.

Oskar: „Nun frage ich mich, ob ich dir als Freund eigentlich wichtig bin. Dein Verhalten verunsichert mich, und es ärgert mich auch, weil ich mich schrecklich beeilt habe, pünktlich zu sein. Und während ich dann so warte, frage ich mich auch noch, ob das nur bei mir so läuft, oder ob es anderen Freunden auch so geht."

Herr Reiter: „Ich bin wütend, weil uns der Auftrag jetzt durch die Lappen gehen könnte. Außerdem kam ich mir höchst unprofessionell vor, und dieses Gefühl hasse ich. Ich hatte fest damit gerechnet, dass ich mich auf Sie verlassen kann."

Frau Samberger: „Ich bin beunruhigt und ärgere mich gewaltig! Ich frage mich wirklich, ob das alles noch klappen kann. Ich mache mir nämlich Sorgen, dass die Eltern sich beschweren werden, wenn wir ihnen nichts Genaues sagen können. Und außerdem bin ich richtig unsicher, was unsere Zusammenarbeit betrifft, und dadurch auch ziemlich gereizt."

Wichtig:

Nun erklären Sie, welche Bedürfnisse und Werte durch das Geschehen tangiert oder verletzt worden sind.

Oskar: „Mir sind in einer Freundschaft wirklich Respekt und Zuverlässigkeit unheimlich wichtig."

Herr Reiter: „Ich erwarte von meinen Mitarbeitern, dass sie mich entlasten und selbständig darauf achten, dass ihre Arbeit einwandfrei ist. Außerdem geht es mir um meinen Ruf."

Frau Samberger: „Ich brauche Sicherheit gegenüber den Eltern. Außerdem bedeutet mir Kollegialität sehr viel, und dazu gehört für mich auch Berechenbarkeit, sonst weiß ich nicht, wie die Zusammenarbeit klappen soll."

Wunsch:

Sagen Sie, welche Handlungen Sie sich vom Anderen wünschen. Nur konkretes Tun, nicht eine Änderung der Persönlichkeit!

Oskar: „Ich wünsche mir, dass du, wenn wir uns um halb acht verabreden, auch wirklich um halb acht da bist, Peter."

Herr Reiter: „Ich möchte, dass Sie jetzt sofort die fehlenden Unterlagen per Kurier zu dem Kunden schicken. Und in Zukunft überprüfen Sie bitte lieber drei Mal, ob alles vollständig ist."

Frau Samberger: „Ich bitte Sie, sich heute Nachmittag zwei Stunden Zeit zu nehmen, damit wir das Ganze noch einmal durchgehen und heute Abend ein verbindliches Programm vorlegen können."

Die Form, in der Sie den Wunsch oder die Bitte äußern, hängt davon ab, in welcher Situation der Konflikt entstanden ist. Wenn Sie bei Freunden oder anderen Gleichrangigen statt Wünschen oder Bitten versteckte Forderungen vortragen, werden Sie kein Glück haben bzw. Widerstand erzeugen. Ob es sich bei Ihren Worten in Wahrheit um Forderungen handelt, können Sie leicht selbst an Ihrer Reaktion auf ein „Nein" Ihres Konfliktpartners feststellen. Wenn Sie es schlicht unmöglich finden, dass er Ihre Bitte ablehnt, wenn Sie auf Rache sinnen oder Sanktionen planen, dann haben Sie wahrscheinlich in Wirklichkeit eine Forderung gestellt.

■ *Beispiel*:
Carolin sagt zu ihrer Freundin Isabel: „Du, ich fände es ganz schön, wenn du mich am Sonntag Nachmittag zum Flughafen fahren könntest."

Isabel hat aber schon etwas anderes vor: „Ja, das wäre sicher gut gewesen, aber leider habe ich den Sonntag schon verplant. Ich habe meinen Eltern versprochen vorbei zu kommen."

In Carolin steigt Enttäuschung auf: „Wenn ich dich ein Mal um etwas bitte ... Wenn das so ist, werde ich dich nie wieder fragen!"

Isabel: „Was soll denn das nun wieder heißen?"

Carolin hatte eindeutig nicht damit gerechnet, dass ihre „Bitte" auch abgelehnt werden könnte. Schon das macht ihren Wunsch zu einer Forderung.

In hierarchischen Situationen sieht das natürlich etwas anders aus. Da kann es für den „Bestimmer" angemessen oder notwendig sein, seine Erwartungen zu präzisieren und Anweisungen zu erteilen (wie Herr Reiter).

Kriterien für erfolgreiche Bitten oder Wünsche

Ihre Bitten oder Wünsche sind wahrscheinlich nicht erfolgreich, wenn Sie

- Gefühle einfordern statt konkreten Verhaltens,
  z. B. *„Ich möchte, dass du mich akzeptierst."*
- abstrakt und vage formulieren,
  z. B. *„Ich möchte mich bei dir geborgen fühlen."* (Was heißt das konkret?)
- Vergleiche ziehen,
  z. B. *„Ich möchte, dass du genau so ordentlich bist wie Hans!"*
- beschreiben, was Sie **nicht** möchten,
  z. B. *„Ich möchte nicht, dass du permanent mit deiner Ex telefonierst!"*

Ihre Bitten und Wünsche haben am ehesten **Erfolg**, wenn Sie

- **positiv** formulieren,
- ganz konkret **realistisches Handeln und Verhalten** beschreiben,
- dem Angesprochenen **Entscheidungsfreiheit** lassen.

Wenn Sie sich an diese Struktur der Ich-Botschaft halten, kann nicht viel schief gehen, weil Sie wirklich nur Ihr eigenes Haus zeigen. Je besser Sie den Zusammenhang zwischen Ihren Gefühlen und Ihren Bedürfnissen kennen, desto leichter erklären Sie sie auch so: „Ich bin *traurig*, dass du unser Geheimnis ausgeplaudert hast, weil *Verschwiegenheit* für mich eine der höchsten Tugenden ist."

Ouvertüre

W

W+W

W

„Wirkung" (Gefühl) und „Wichtig" (Bedürfnis) können Sie verknüpfen. Damit machen Sie für Ihren Gesprächspartner die Zusammenhänge klarer und anschaulicher.

Achtung: Koppeln Sie nur „Wirkung" und „Wichtig" aneinander, und halten Sie „Wahrnehmung" und „Wunsch" davon säuberlich getrennt. Das hört sich dann vielleicht so an:

▪ *Beispiel*:

Udo und Vanessa machen Ferien auf Kreta. Udo ist seit zwei Tagen überaus missgelaunt, und Vanessa hat keine Ahnung, warum das so ist. Ihr ist nur aufgefallen, dass sich Udos schlechte Laune schlagartig legt, wenn sie am Abend im Restaurant die Webers treffen, entfernte Bekannte, die im selben Hotel wohnen. Dann ist Udo charmant, voller Witz, und er macht Frau Weber die phantasievollsten Komplimente. Vanessa kann sich nicht vorstellen, dass die reichlich pummelige Frau Weber ihrem Udo wirklich so gut gefällt; normalerweise mag Udo das eher Üppige gar nicht. Dennoch ist sie ärgerlich, verunsichert und auch frustriert. So hat sie sich die Ferien wirklich nicht vorgestellt.

Früher hätte Vanessa gesagt: „Ich habe überhaupt keine Lust, den ganzen Tag deine schlechte Laune zu ertragen. Wie du dich aufführst der blöden Frau Weber gegenüber, wie du da rumgockelst – das stinkt mir alles gewaltig. Da hätte ich ja auch gleich zu Hause bleiben können. Ich weiß gar nicht, wie du dich selber aushältst. Dass du dich nicht genierst!"

Vanessa hat aber inzwischen etwas dazu gelernt und äußert sich in einem günstigen Moment mit einer sauberen

Ich -Botschaft:
„Ich habe in den letzten zwei Tagen nicht viel Spaß gehabt. Wir haben kaum miteinander gesprochen oder gelacht und auch nichts unternommen. So wie ich es erlebt habe, war es nur abends mit den Webers so lustig, wie ich mir unsere Ferien vorgestellt habe. Das verunsichert mich total. Außerdem bin ich richtig ein bisschen neidisch, und ich frage mich, was Frau Weber wohl hat, was ich nicht habe. Mensch, Udo, ich fand ja gerade so toll an unserer Beziehung, dass sie immer so lebendig war, und jetzt bin ich ganz verunsichert, weil ich denke, dass uns vielleicht etwas Schönes verloren geht.

Außerdem ärgere ich mich, dass du mit mir überhaupt nicht darüber gesprochen hast. Ich vermute ja, dass dir etwas auf der Seele liegt, und ich hätte mir dringend gewünscht, dass du mir sagst, was es ist. Das wäre für mich ein Ausdruck von Nähe und Vertrauen, und beides gehört für mich einfach zu dir. Bitte sag' mir, ob dich etwas stört – falls du selber weißt, was es ist. Und wenn nicht, lass' uns bitte darüber sprechen, wie wir mit der Situation umgehen wollen."

Fanden Sie es merkwürdig, dass Vanessa sich gar nicht über das „Gegockel" von Udo geäußert hat? Das hat sie aus gutem Grund unterlassen. Erstens handelt es sich bei diesen Gedanken ausschließlich um *ihre* Bewertung (oder Verurteilung), und zweitens hätte sie damit Udos Gesprächsbereitschaft gründlich untergraben.

Wichtig: Ich-Botschaften sind nicht Ausdruck von Egoismus, sondern ein beherzter Schritt zum „Wir".

Weil, weil, weil

Diese Form, über uns selbst und unsere Bedürfnisse zu sprechen, ist ungewohnt, darum hier ein paar Formulierungshilfen:

Ich bin ________________,

weil mir ____________ so wichtig ist.
weil ich ____________ brauche.
weil ich so großen Wert auf ____________ lege.
weil mir ____________ so am Herzen liegt.
weil ____________ für mich einfach dazu gehört.
weil ich so gerne ____________ habe/hätte.
weil ____________ für mich ein ganz zentraler Punkt ist.
weil ich ____________ an Menschen so besonders schätze.

■ *Beispiel*:

Herr Zimmer ist der Besitzer eines kleinen Bistros. Seine Spirituosen bezieht er seit Jahren von Frau Ambach. Deren Firma ist zwar nicht die billigste, war aber früher extrem zuverlässig und hat im Notfall auch ganz schnell geliefert. In den letzten Monaten allerdings hat Frau Ambach mehrfach Liefertermine verschoben. Herr Zimmer ärgert sich seit einiger Zeit darüber und möchte Frau Ambach zur Rede stellen. Er sagt: „Hören Sie mal, Frau Ambach, so geht das nicht weiter. Ihre Unzuverlässigkeit ist wirklich ein Hammer. Denken Sie eigentlich, dass ich mir noch lange gefallen lasse, wie Sie mit mir umspringen? Bei Ihren Preisen können Sie sich so etwas wirklich nicht leisten. Das werden Sie schon noch merken." Frau Ambach ist darauf so empört, dass es zu einem heftigen Streit kommt. Die Geschäftsbeziehung ist nachhaltig gestört.

Herr Zimmer hätte die Kooperationswilligkeit von Frau Ambach deutlich erhöhen können durch eine

Ich-Botschaft:

„Frau Ambach, haben Sie einen Augenblick Zeit? Ich möchte mit Ihnen über die Lieferungen der letzten Monate sprechen. Die Bestellungen sind in letzter Zeit mehrfach nicht zum vereinbarten

Termin gekommen. Das war früher wirklich anders – und viel besser! Die Geschichte hat für mich sehr ärgerliche Konsequenzen gehabt. Sie wissen ja, dass ich mit Ihnen zusammenarbeite, weil ich nun mal keinen Lagerraum habe und deswegen immer auf schnelle und zuverlässige Lieferung angewiesen bin. Neulich Abend hätte ich noch viele Caipirinhas verkaufen können, wenn der Pitú (Zuckerrohrschnaps) wie versprochen am Tag zuvor geliefert worden wäre. Langsam frage ich mich wirklich, ob ich Ihnen als Kunde nicht mehr wichtig bin. Ich bin ja schließlich bereit, Ihre Preise zu zahlen, aber dafür erwarte ich Zuverlässigkeit und Flexibilität. Ich würde gerne wissen, was in Ihrer Firma los ist. Und ich hätte gerne, dass Sie mir irgendwie eine andere Form von Verbindlichkeit für die Liefertermine zusichern."

Wichtig: Lieber sich rechtzeitig beschweren, als später giftig platzen!

▪ *Beispiel*:

Frau Bechthold wohnt in der Wohnung unter Herrn Caspary. Es sind Einzimmerwohnungen in einem Haus aus den siebziger Jahren. Mit den Lärmschutzbedingungen hat der Bauherr es damals nicht so furchtbar ernst genommen. Herr Caspary arbeitet in einer Redaktion mit Schichtbetrieb. Wenn er Spätschicht hat, kommt er erst um 23.00 Uhr nach Hause. Dann hört er gerne Hiphop-Musik und tanzt dazu. Frau Bechthold arbeitet bei der Post. Ihr Dienst beginnt morgens um halb acht. Sie muss um sechs Uhr aufstehen und würde gerne spätestens um 23.00 Uhr schlafen.

Sie ahnen schon, was Frau Bechthold alles sagen könnte oder wollte. Stattdessen ruft sie am Samstag bei Herrn Caspary an und bittet um ein Gespräch. Er hat Zeit, und als sie die Treppe hinaufsteigt, formuliert sie im Geiste bereits ihre

Ich-Botschaft:

„Vielen Dank, Herr Caspary, dass Sie für mich Zeit haben. Mir liegt da etwas auf dem Herzen, über das ich mit Ihnen mal reden möchte. Sie machen leider oft spät am Abend noch so laut Musik, dass man es auch in meiner Wohnung hört. Und dann ist da noch ein anderes Geräusch zu hören – ich vermute mal, dass Sie dann noch Gymnastik machen, jedenfalls klingt es in meiner Wohnung dann nach ziemlichem Gepolter. Das wäre mir ja grundsätzlich egal, ich weiß ja, dass dieses Haus furchtbar hellhörig ist, aber meist gleicht die günstige Lage diesen Nachteil doch gut aus. Es ist aber halt so, dass ich unter der Woche um sechs Uhr aufstehen muss. Wenn ich nachts erst um eins oder halb zwei einschlafen kann, bin ich am nächsten Tag vollkommen gerädert. Ich habe schon ein paar Mal im Büro vor lauter Müdigkeit blöde Fehler gemacht, und mein Chef hat es auch schon gemerkt und mir Vorwürfe gemacht. Das ist mir schrecklich peinlich, und es fuchst mich auch richtig, weil ich auf meine berufliche Leistung bisher immer stolz sein konnte. Und genauso ist mir jetzt dieses Gespräch mit Ihnen ziemlich peinlich, weil ich eigentlich finde, dass jeder sich in seiner Wohnung frei bewegen können sollte. Tja, ich bin richtig verzweifelt. Meinen Sie, wir könnten eine Regelung finden, mit der wir beide leben können?"

Könnten Sie sich vorstellen, dass Herr Caspary verhandlungswillig ist?

▩ *Beispiel*:

Ein Familienbetrieb hat einen größeren Neubau errichtet. Zur Eröffnung soll es ein fröhliches Fest für die Belegschaft, die Familien und die Kunden geben.

Der Betrieb wird von zwei Brüdern geleitet: Friedrich und Gerold. Friedrich hatte die Aufsicht über den Neubau. Die Brüder haben darum vereinbart, dass er die Festrede halten wird. Friedrich hat sich einige Gedanken gemacht und Gerold die Rohfassung seiner Rede vorgelegt. Gerold hat beim Lesen ununterbrochen den Kopf geschüttelt. Er findet den ganzen Ansatz falsch. Es geht dabei zu sehr um die graue Vorzeit des Betriebes, statt um die Zukunftsaussichten. Außerdem klingt die Rede ziemlich mühselig und beladen, statt heiter und optimistisch. Er kann sich beim besten Willen nicht vorstellen, dass sie zum Gelingen des Festes oder zur Stärkung der Kundenbeziehungen beitragen könnte. Gott sei Dank hat die Sache noch ein bisschen Zeit, und er kann einen günstigen Augenblick abpassen, um mit Friedrich darüber zu sprechen. Er macht sich ausführliche Gedanken darüber, was seiner Meinung nach gesagt werden müsste oder könnte. Er will seinen Bruder auf keinen Fall verletzen oder entmutigen, aber doch sicherstellen, dass Friedrich sich und die Firma nicht blamiert. Seine Überlegungen münden in folgender

Ich-Botschaft:
„Friedrich, vielen Dank, dass du mir deinen Entwurf schon gegeben hast. Darf ich dir meine Gedanken dazu sagen? – Gut!

Also: So wie du es bis jetzt geschrieben hast, liegt der Schwerpunkt in der Geschichte und im Aufbau der Firma. Das ist zwar informativ, passt meiner Meinung nach in dieser Ausschließlichkeit aber nicht zu dem Anlass. Mit dem Neubau wollen wir doch unser Vertrauen in die zukünftige Entwicklung der Firma demonstrieren. Ich habe Sorge, dass das nicht deutlich genug werden könnte. Gerade dieser Optimismus ist mir so wichtig, und zwar sowohl für die Mitarbeiter wie für die Kunden. Und wenn wir bedenken, dass wir dies als sehr heiteres Fest geplant haben, bin ich mir nicht sicher, ob die Rede in dieser ersten Form schon genügend Fröhlichkeit transportiert. Weißt du, es ist mir ganz wichtig, die Zuhörer wirklich in dem Gefühl zu bestärken, dass unsere Firma stark und zuversichtlich in diese neue Phase geht. Bitte lass' uns doch gemeinsam überlegen, wie du auch meine Anliegen in der Rede berücksichtigen könntest."

Gerolds Elan war für den etwas erschöpften Friedrich wie eine Vitaminspritze. Es hat ihm gut getan, dass sein Bruder sich so engagiert hat. Wir waren bei dem Einweihungsfest dabei und Friedrichs Rede war mitreißend!

Wichtig: Kommunikation ist nicht nur Absicht, sondern auch Wirkung!

Verantwortung übernehmen!

Jeder Satz, der unseren Gesprächspartner für unsere eigenen Gefühle verantwortlich macht oder mit Schuldzuweisungen gespickt ist, kommt schlecht an. Das wäre an sich schon Grund genug, sich solche Aussagen zu verkneifen, aber es kommt noch schlimmer! Wer einem anderen Menschen die Macht über sein eigenes Wohlergehen überantwortet, der macht sich selbst klein und schwach.

Zugleich können wir natürlich Verantwortung nur für das übernehmen, worüber wir selbst die Kontrolle haben.

Für unsere Ziele und Absichten	**JA**
Für unser Handeln	**JA**
Für die Reaktion anderer auf unser Handeln	**NEIN**
Für unsere Reaktion auf deren Reaktion	**JA**

■ *Beispiel*:

Frau Haller hat ein kleines Problem. Während sie in der Stadt war, hat ihre Waschmaschine den Geist aufgegeben, und in der Trommel hat sich Wasser angesammelt. Das Wasser ist dann ausgelaufen und hat eine Überschwemmung verursacht. In voller Panik hat Frau Haller die Firma Lemke angerufen, und ein Installateur kam auch sehr schnell. Seine Diagnose war: „Es ist das Flusensieb, das muss ausgetauscht werden, dann ist alles okay." Das Flusensieb wird ausgetauscht, der Monteur entschwindet, die Rechnung kommt: € 156,–.

Am nächsten Tag ist die Maschine wieder voll Wasser. Der Monteur kommt, Diagnose: „Es ist der Filter, das hat mein Kollege nicht so richtig erkannt." Austausch des Filters, der Monteur geht, die nächste Rechnung kommt: weitere € 120,–.

Am dritten Tag, nichts ist in Ordnung, derselbe Monteur, völlig frustriert, kommt: Es war der falsche Filter. Die dritte Rechnung beläuft sich auf € 80,– (nur der Stundenlohn und die Anfahrt!).

Frau Haller ist empört: Wie kann die Firma ihr diese Aktion drei Mal in Rechnung stellen, wenn offensichtlich die Monteure nicht wussten, was sie taten? Sie denkt nach, wie sie es dem Chef der Firma sagen könnte. Sie könnte es auf einen Streit ankommen lassen. Dann wird sie diese Firma nicht mehr beauftragen können. Sie könnte auch trocken schlucken und die Rechnungen bezahlen, oder sie könnte kommentarlos nur das bezahlen, was sie angemessen findet. Alle drei Möglichkeiten behagen ihr nicht. Sie denkt alles gründlich durch und ruft dann den Chef an: „Guten Morgen Herr Lemke, haben Sie einen Augenblick Zeit? Es geht um meine Waschmaschinenreparatur." Herr Lemke hat Zeit. Frau Haller fasst kurz das Geschehen zusammen, inklusive der drei Rechnungen, und kommt dann zum Rest ihrer

Ich-Botschaft:
„Ich habe mich über die drei Rechnungen geärgert, weil ich davon ausgehe, dass ich nur die Leistung bezahle, die zum Erfolg geführt hat. Ich denke mir, dass die Aktionen, die umsonst waren, auch nicht von mir zu verantworten sind. Sogar das neue Flusensieb hätte meine Waschmaschine nicht gebraucht. Das allerdings bin ich bereit zu bezahlen. Klasse fand ich, wie schnell Ihre Monteure kamen. Ich schlage daher Folgendes vor: Ich bezahle die beiden Ersatzteile und einmal Arbeitszeit und Anfahrt. Das wäre für mich eine faire Lösung, und dafür bräuchte ich von Ihnen eine dementsprechende neue Rechnung. Wie ist das für Sie?"

Was immer Herrn Lemkes Ansicht zu dem Problem wäre, wir sind sicher, Frau Haller und Herr Lemke würden nicht in Streit geraten (Frau Haller müsste allerdings auch in einer weiteren Auseinandersetzung bei Ich-Botschaften bleiben).

▪ *Beispiel*:
Annegret ist Mutter eines zwölfjährigen Jungen, Manuel. Er geht in die Realschule und hat dort unter anderem Frau Rehm als Lehrerin. Sie ist Mitte Fünfzig, so ein bisschen von der alten Schule,

und sie ahndet Disziplinverstöße rigoros. Nun hat Manuel gestern Frau Rehm einen Streich gespielt. Er hat nämlich in ihrer Handschrift – kunstvoll nachgemacht – ein Plakat geschrieben und darauf die Arbeitsgemeinschaft für den Nachmittag ausfallen lassen. Frau Rehm war darüber flammend empört, hat den Sünder schnell ausgemacht und ihn richtig zusammengeschrieen. Sie hat ihn einen „Nichtsnutz, aus dem wohl kaum je etwas werden könne, einen unverschämten Bengel" und noch vieles mehr genannt und ihm einen Verweis gegeben. Völlig verstört ist Manuel nach Hause geschlichen.

Annegret hört sich das alles an, denkt nach und geht dann zu Frau Rehm in die nächste Sprechstunde mit einer

Ich-Botschaft:
„Also, Frau Rehm, ich habe gehört, was Manuel angestellt hat, und ich billige das natürlich nicht. Andrerseits hat mir Manuel auch von seiner Unterredung mit Ihnen berichtet, und das hat mich ziemlich aufgewühlt." Nun wiederholt sie im Wesentlichen, was Manuel ihr von den Beschimpfungen erzählt hat. „Dass Sie ihm einen Verweis für seine Tat gegeben haben, ist Ihr gutes Recht, und das kann ich auch nachvollziehen. Was Sie aber zu Manuel gesagt haben, und dass Sie ihn angeschrieen haben, hat Manuel völlig verstört, weil er den Eindruck hat, Sie meinen, er sei geradezu kriminell. Ich denke und hoffe, dass Sie das nicht wollten, aber es hat mich auch geärgert, weil es für mich keine angemessene Konsequenz ist. Und mir ist auch die Würde von Manuel wichtig, der sich ja in so einem Moment nicht wehren kann gegen Sie als Erwachsene. Ich denke, dass auch Erwachsene nicht den Charakter eines Kindes verurteilen sollten, sondern nur seine Tat oder sein Verhalten. So, jetzt habe ich mir meinen Kummer von der Seele geredet, jetzt wäre ich Ihnen dankbar, wenn wir darüber sprechen könnten, was nun zu tun ist."

Nur so am Rande: Ich-Botschaften sind auch ein wunderbares Transportmittel für Komplimente und positives Feedback (siehe Kapitel 12).

Übung

Sie finden nun eine Liste von Sätzen. Entscheiden Sie, welcher Teil einer Ich-Botschaft sein könnten. Das sind alle die Sätze, bei denen Sie gar keine inneren Alarmsignale verspüren, wenn Sie sich vorstellen, dass jemand sie zu ihnen sagt.

Ich finde, du bist nicht genügend für mich da.
Ihr Angebot ist mir nicht detailliert genug.
Ich finde, dass du dir zu viele Gedanken machst.
Du hast mich angeschrieen, das verunsichert mich.
Ich glaube nicht, dass dir das wirklich Freude macht.
Ich finde unsere Beziehung zur Zeit sehr lebendig.
Ich sehe schon, dass Sie das nicht hinkriegen werden.
Ich fühle mich in deiner Gegenwart einfach immer wohl.
Ich kann mir nicht vorstellen, dass du dich auf so etwas Dummes einlässt.
Es freut mich riesig, dass du unsere Photos so schön eingeklebt hast.
In Ihrem Seminar verstehe ich nichts.
Die Kollegen sind immer so still, wenn du dabei bist – mich wundert das nicht.
Ich bin froh, dass du die Reise so gut geplant hast.
Es regt mich auf, dass ich immer Überstunden machen muss.
Wie kann man nur so sorglos mit den Kunden umgehen?
Es nervt mich, wenn deine Klamotten überall herumliegen.
Ich wundere mich, dass du unseren Hochzeitstag nicht auch noch vergessen hast.
Ich bin betrübt, dass wir so selten Zeit füreinander haben.
Ich bin mir sicher, dass du das geschafft hättest, wenn es dir wirklich wichtig wäre.
So geht das nicht! Ich brauche einfach mehr Zuverlässigkeit.

Und hier kommt eine Ich-Botschaft von uns, sozusagen eine Wir-Botschaft:

Sie haben jetzt 20 Beispiele sortiert. Wir freuen uns, dass Sie so viel Ausdauer gezeigt haben. Unsere Überzeugung lautet an dieser

Stelle: „Ohne Fleiß kein Preis!", und es ist uns so wichtig, dass Ich-Botschaften immer weitere Kreise ziehen. Wir wünschen uns, dass Sie die folgende Übung mit Einfühlung und Elan angehen.

Übungen

Bitte helfen Sie diesen Leuten aus der Patsche und formulieren Sie Ich-Botschaften:

- Frau Jansen arbeitet in einer kleinen Schraubenfirma mit ungefähr hundert Mitarbeitern.
  Gemeinhin hält sie ihr Privatleben von ihrem Arbeitsleben streng getrennt. Beim Betriebsfest letzte Woche hat sie allerdings ein Gläschen zu viel von dem guten Punsch getrunken und dann ihrem langjährigen Kollegen, Herrn König, ihr Herz ausgeschüttet: Frau Jansen wächst manchmal alles über den Kopf. Sie muss sich um ihre Mutter im Pflegeheim kümmern, und ihr Mann ist in Frührente geschickt worden. Nun sitzt er ziemlich untätig, aber erwartungsvoll zu Hause, möchte dann, wenn sie müde aus dem Betrieb kommt, am liebsten noch etwas mit ihr unternehmen. Sie hat das Gefühl, überhaupt keine Zeit für sich selbst zu haben. Sie ärgert sich, dass ihr Mann nicht selbstständiger ist, und sie findet, dass zu viel an ihr hängen bleibt. Das alles hat sie Herrn König erzählt, was sie am nächsten Morgen tief bedauert. Sie kennt aber Herrn König als recht verschwiegenen Menschen und macht sich deshalb nicht allzu viele Gedanken. Einige Tage später kommt die von ihr nicht besonders geschätzte Kollegin Frau Lackmann in ihr Büro und sagt mit besorgtem Verschwörerblick: „Mensch, Frau Jansen, bei Ihnen ist ja wohl der Teufel los. Ich weiß, wie das war, als mein Mann mal arbeitslos war – fast verrückt bin ich geworden. Wenn ich Ihnen etwas helfen kann, sagen Sie es mir."

Frau Jansen bleibt verstört und ____________ zurück.
Sie fragt sich: „Musste der König es ausgerechnet der Lackmann erzählen?"
Welche Gefühle, Bedürfnisse, Wünsche hat Frau Jansen?
Formulieren Sie ihre Ich-Botschaft an Herrn König.

- Monika und Nikolaus sind seit einem Jahr ein Paar. Es hat gleich ziemlich gefunkt zwischen ihnen, und von Anfang an haben sie sehr viel Zeit miteinander verbracht. Wie das so ist, holt der Alltag sie nun ein. Nikolaus ist etwas ermüdet vom vielen „Reden mit Monika" und merkt, dass er den etwas raueren Ton seiner Handballkumpel vermisst. Seine ersten, zarten Versuche, dies bei Monika einzubringen, sind gescheitert. Achselzuckend hat sie nur gesagt: „Was gibt's denn da zu erleben, das sind doch alles mehr oder weniger Dünnbrettbohrer."

Nikolaus ist beleidigt und ____________________?
Lassen Sie Nikolaus nicht allein – formulieren Sie für ihn eine Ich-Botschaft.

- Olivia, Reiner und Patrick wohnen seit ihrer gemeinsamen Lehrzeit zusammen in einer Wohngemeinschaft. Es hat sich so eingebürgert, dass sie die Grundnahrungsmittel aus einer Haushaltskasse kaufen, in die alle zu gleichen Teilen einzahlen. Über die Jahre hat sich das bewährt, und alle drei sind mit diesem Modell zufrieden. Nun hat Olivia seit drei Monaten einen neuen Freund: Er heißt Sandro und ist Eishockeyspieler. Sandro wohnt zur Zeit fast ganz bei Olivia. Er hat einen überaus sportlichen Appetit. Manchmal geht er von seinem eigenen Geld eine Riesentüte Semmeln holen, aber im Allgemeinen lebt er mit von der Haushaltskasse. Zunehmend ärgern sich Patrick und Reiner darüber, dass weder Olivia noch Sandro darin ein Problem zu sehen scheinen. Patrick bittet Reiner, das Gespräch mit Olivia zu führen, da er selbst sich immer so schnell aufregt.

Welche Gefühle, Bedürfnisse, Wünsche könnte Reiner in seine Ich-Botschaft einbauen?

- Die siebzehnjährige Tina Ullmann wohnt noch bei ihren Eltern in Freiburg. Eine Woche vor Weihnachten teilt sie ihrer Mutter mit, dass sie ihre Freundin Valerie aus Düsseldorf eingeladen hat. Tina möchte mit Valerie auf ein tolles Popkonzert gehen und vor den ganzen Familientagen nochmal feste feiern. Frau

Ullmann ist damit überhaupt nicht einverstanden. Sie stellt sich vor, was an diesen Tagen alles los ist. Die beiden großen Kinder rücken um die Zeit auch schon an, und sie hat sich gefreut, dass die ganze Familie mal wieder Zeit für einander hat. Sie kennt Valerie gar nicht, und die Vorstellung, dass Tina und Valerie mittags um zwölf beim Frühstück sitzen, während sie für die anderen schon das Mittagessen kocht, bereitet ihr großes Missbehagen. Außerdem hat Herr Ullmann dann auch schon frei, und den Ärger, den ihr Mann sicher „über das Lotterleben der Kinder" empfindet und ausdrückt, kann sie sich schon blendend vorstellen.

Innerhalb ihrer Ich-Botschaft gedenkt sie, durchaus ein Machtwort zu sprechen.

Wie könnte diese Ich-Botschaft klingen?

- Wilfried und Anton haben sich kürzlich bei einem Geburtstag kennen gelernt. Sie waren sich auf Anhieb sympathisch. Wilfried hat bei der Gelegenheit erzählt, dass er sich am nächsten Wochenende ein Auto leihen muss. Seine Eltern lösen ihr Haus auf, und er soll sein altes Kinderzimmer räumen. Anton hat eine Schreinerei und bietet Wilfried an, er könne gerne für den Samstag seinen Lieferwagen ausleihen. Wilfried nimmt das Angebot gerne an. Die beiden vereinbaren, dass Wilfried den Wagen am Samstag vor 18.00 Uhr zurückbringt, weil Anton dann noch bei einem Kunden etwas abholen will. Samstag. Es wird 19.00, 19.30, 20.00 und 20.30 Uhr, bis Wilfried schließlich den Wagen zurückbringt. Ganz vergnügt springt er raus, bedankt sich bei Anton, sagt, er sei sehr in Eile und steigt in den Wagen seiner Freundin um. Anton ist so verdattert, dass ihm auf die Schnelle gar nichts einfällt. Als er in den Lieferwagen steigt, sieht er, dass kein Tropfen Benzin mehr drin ist.

Nun ist Anton wirklich geladen. Am nächsten Tag erwischt er endlich Wilfried am Telefon und sagt – mit Ihrer Hilfe – Folgendes in Form einer Ich-Botschaft:

Sie merken es schon: Ihre Ich-Botschaften waren keineswegs lauwarme Aufgüsse ursprünglich recht intensiver Gefühle. Sie sagen klar und deutlich, wie es Ihnen geht. Sie benennen das Verhalten, das sie stört, ganz genau – auch wenn es Ihr Gegenüber nicht so gerne hört. Schließlich ist das Ihre beste Möglichkeit, Respekt oder Verständnis für Ihr eigenes Haus herzustellen.

Aber auch für die sauberste Ich-Botschaft gilt:

Wünschen darf man sich alles; nicht alle Wünsche werden erfüllt. Manchmal sieht es im Haus des Gegenübers wirklich dramatisch anders aus. Seine speziellen Werte, Bedürfnisse, Überzeugungen und Gefühle könnten es ihm unmöglich machen, Ihrem Wunsch zu entsprechen. Dann hilft nur Verhandeln – darüber später mehr.

Vorläufig letzte Übung zur Ich-Botschaft

Wir haben Sie auf Seite 51 gebeten, sich ausführlich mit einem Menschen zu beschäftigen, mit dem Sie es schwer haben. Nutzen Sie jetzt alles, was Sie zum Thema Ich-Botschaften gelernt haben: Formulieren Sie im Geist oder schriftlich, was Sie diesem Menschen in Form einer vollständigen Ich-Botschaft sagen möchten. Zunächst ist dies eine Trockenübung. Sie können sich daher ungeniert ausbreiten und wirklich die zu jedem Gefühl gehörenden Überzeugungen und Bedürfnisse erörtern. Erst wenn Sie den vollständigen Überblick haben, entscheiden Sie, welche Akzente und Schwerpunkte Sie dann im tatsächlichen Gespräch setzen wollen. Und vergessen Sie die „Ouvertüre" nicht!

GEDACHT IST NICHT GESAGT,
GESAGT IST NICHT GEHÖRT,
GEHÖRT IST NICHT VERSTANDEN,
VERSTANDEN IST NICHT EINVERSTANDEN.

Verstanden?

9. Vier Ohren und vier Botschaften

Überall ist Babylon

Erinnern Sie sich an die Liste zur Konfliktkompetenz auf Seite 19? Die erste Hälfte haben Sie sich schon erobert:

- Sie können Konflikte erkennen und akzeptieren.
- Sie wissen, wie Sie Ihre eigene innere Welt ergründen können.
- Ihnen ist bekannt, dass Sie den Konflikt zum richtigen Zeitpunkt angehen müssen.
- Sie haben schon geübt zu sagen, was Sie fühlen, erwarten, brauchen oder wünschen.

Nun kommt:

- „Genau zuhören und versuchen, die Welt des Anderen zu verstehen."

Leicht wird uns das nicht gemacht. Sie selbst haben damit experimentiert, in klaren Ich-Botschaften zu kommunizieren, Sie wissen, wie viel Übung und Nachdenken dazu gehört. Ihr Gegenüber hingegen hat das wahrscheinlich noch nie auf diese Weise probiert und ist noch relativ unsortiert. Daher ist nicht alles, was er sagt, klar, offen und verständlich, sondern meist vielschichtig. Außerdem steckt hinter dem, was er tatsächlich formuliert, oft noch etwas Unausgesprochenes. Wenn Sie einfühlsam und genau hören und wirklich verstehen wollen, müssen Sie lernen, das alles zu entschlüsseln.

Dabei erweist sich ein Modell aus der Kommunikationspsychologie als äußerst dienlich: „Vier Botschaften und vier Ohren". Der Wissenschaftler Friedemann Schulz von Thun[1] hat herausgefunden, dass jede Nachricht die unterschiedlichsten Botschaften enthalten kann. Der Sender der Nachricht schickt seine Botschaften

[1] Wir empfehlen zu diesem Thema das Buch „Miteinander reden" von Friedemann Schulz von Thun, Rowohlt Taschenbuch Verlag.

auf vier Ebenen. Und der Empfänger hört die Nachricht mit „Vier Ohren“. Die Verwirrung kann also biblische Ausmaße annehmen, denn in einem scheinbar einfachen Satz können vier Botschaften stecken:

- Auf der Sachebene vermittelt der Sender sachliche Informationen.
- Auf der Selbstkundgabeebene gibt er Auskunft über sich und seine eigene Welt.
- Auf der Beziehungsebene erklärt der Sender, wie er zum Empfänger steht oder stehen möchte.
- Auf der Appellebene sagt der Sender, was er vom Empfänger will.

Das würde an sich schon reichen, aber Sie müssen sich nun vorstellen, dass der Empfänger auch mit vier entsprechenden Ohren hört:

- Mit dem Sach-Ohr all das, was sachliche Informationen sind, oder was der Empfänger dafür hält.
- Mit dem Selbstkundgabe-Ohr all das, was der Sender über sich und seine Welt preisgibt.
- Mit dem Beziehungs-Ohr, wie der Sender zum Empfänger steht (vor allem in diesem Bereich reagieren die Empfänger auch auf den Tonfall, die Mimik und andere nonverbale Begleitbotschaften).
- Mit dem Appell-Ohr das, was der Sender vom Empfänger will, oder das, was er denkt, was er will.

Es leuchtet sofort ein, dass es dabei zu Frequenzstörungen kommen kann.

Nicht jeder hört mit jedem Ohr zu jeder Zeit gleich gut oder genau. Welches Ohr wir gerade auf Empfang gestellt haben, hängt von unserer augenblicklichen Verfassung, von der Situation, von der Beziehung zum Sender und von unserem Nervenkostüm ab.

Unser sensibelstes Ohr, das zugleich extrem störanfällig ist, ist das **Beziehungs-Ohr**. Die Störungsanfälligkeit wächst mit jeder Verletzung oder Kränkung, mit jedem Missverständnis und jedem Angriff. Im Beziehungsohr entwickelt sich schnell ein Grundrauschen, das die Wahrnehmung subtiler positiver Botschaften erschwert. Zudem hat das Beziehungsohr ein gutes Gedächtnis. Leider ist es tendenziell ein wenig nachtragend und speichert alle Vergehen in einer Beziehung langfristig. Da kann also der Sender auf der Beziehungsebene die schönste, netteste, freundlichste Aussage machen, unser Sensibelchen (das Beziehungs-Ohr) hört doch etwas anderes. Richtig gut hört das Beziehungs-Ohr tatsächlich nur dann, wenn die Beziehung unbelastet oder gut aufgeräumt ist: Keine anhängigen Verletzungen, keine oder positive Vorurteile, keine negativen Erinnerungen und keine misstrauischen Erwartungen oder Befürchtungen.

Heikel, heikel, denn ein gestörtes Beziehungs-Ohr verhindert, dass die anderen Ohren hören, was zu hören ist. (Denken Sie an das Beziehungskonto!)

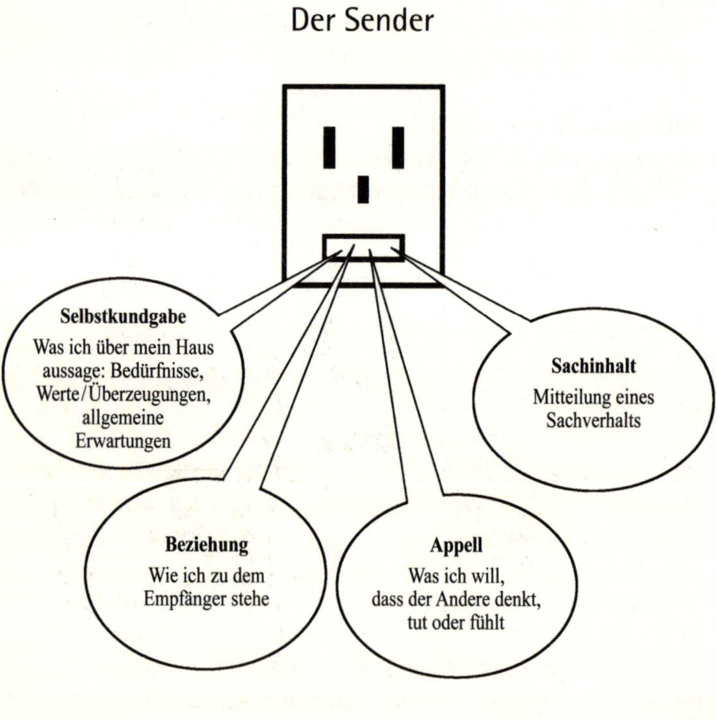

Den anstrengendsten und zugleich spannendsten Job hat das **„Selbstkundgabe-Ohr“:** Es versucht zu verstehen, was der Sender in seiner Botschaft versteckt hat. Mit diesem Ohr möchten wir wissen: „Was sagt der Sender über sein Haus aus (Gefühle, Bedürfnisse, Werte, Erwartungen, Hoffnungen, Überzeugungen)?“

Am **Appell-Ohr** ist so interessant, dass es je nach Situation riesengroß oder klitzeklein sein kann. Dieselbe Mutter, die im Umgang mit einer energischen, fordernden Kinderschar über ein Appell-Ohr in Jumbogröße verfügt, kann dies auf der Stelle schrumpfen lassen, wenn sie beim Umzug ihres Bruders helfen soll.

Der Empfänger

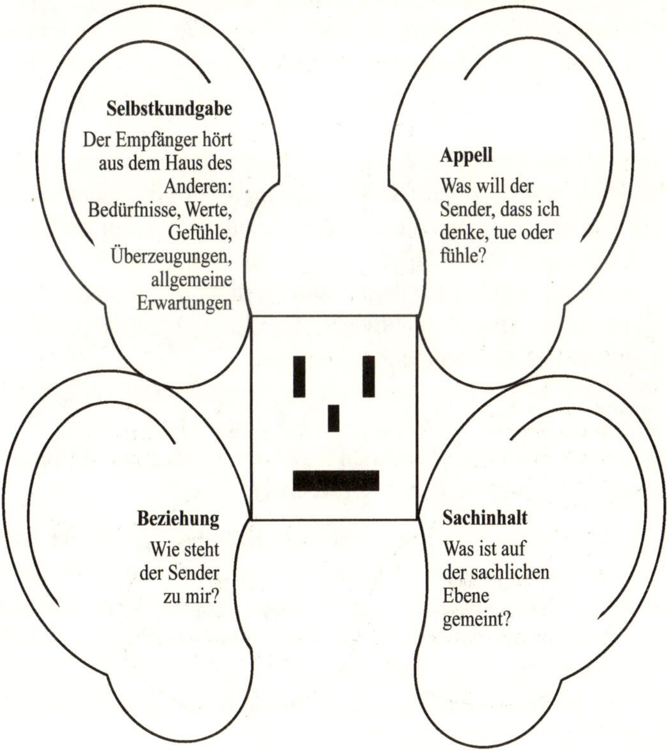

Der Sender will auf der Appellebene etwas bewirken. Ob der Empfänger gerade das hört, was der Sender wirklich will, ist die Frage.

Beispiel:
Der vierzehnjährige Boris Dörfel erscheint morgens in der Küche am Frühstückstisch. Er sagt: „Mein grauer Pullover ist noch nass, jetzt muss ich dieses Teil hier anziehen."

- Was hört Frau Dörfel auf dem Sach-Ohr? „Aha, der Pullover trocknet wirklich sehr langsam." Wenn sie hauptsächlich dieses Ohr offen hat, wird sie dem Sohn Recht geben und weiter die Schulbrote schmieren.
- Mit dem Selbstkundgabe-Ohr könnte sie hören: „Ich bin sauer, weil ich jetzt diesen Lieblingspulli anziehen will." Oder: „Ich mag mich um meine Sachen nicht selbst kümmern – mir ist wichtig, dass ich versorgt werde." Oder: „Man muss sich in diesem Haus kräftig beschweren, damit man bedient wird." Dann ist Frau Dörfel vielleicht voller Mitgefühl, Verständnis oder Abwehr.
- Was könnte Frau Dörfel auf dem Beziehungs-Ohr hören? „Ich finde, du bist für meine Sachen und mein Wohlbefinden zuständig." Oder: „Ich vertraue dir, dass du meine Sachen rechtzeitig in Ordnung bringst." Oder: „Es geschieht dir recht, wenn ich in einem ollen Pulli herumlaufe, den du nicht leiden kannst." Nun könnte Frau Dörfel wahlweise ärgerlich, ungeduldig, schuldbewusst oder geschmeichelt reagieren.
- Mit dem mütterlich schon leicht ausgefransten Appell-Ohr könnte Frau Dörfel hören: „Wasche nächstens früher." Oder: „Wirf den Föhn zum Trocknen an, Mutter." Oder „Kauf mir noch einen solchen Pulli, damit ich wechseln kann."

Auch wenn Boris eine komplette Ich-Botschaft geschickt hätte, hätte Frau Dörfel alle vier Ohren weit aufsperren müssen, um zu erfahren, was ihr Sohn ihr sagen wollte: Das Sach-Ohr für seine Wahrnehmung der Situation, das Selbstaussage-Ohr und das Beziehungs-Ohr für seine Mitteilung über die Folgen für ihn und seine Vorstellungen davon, was es für sie beide bedeutet, und das Appell-Ohr für seinen Wunsch.

Beispiel:

Herr Harding bespricht mit seinem Kollegen Herrn Isendorf die Projekte für das nächste halbe Jahr. Es sind zwei Riesenaufträge und viele kleine. Die beiden großen Vorhaben betreut derzeit Herr Isendorf. Herr Harding lehnt sich in seinem Stuhl zurück und sagt: „Die Arbeit muss neu verteilt werden."

Selbstkundgabe-Ohr – Herr Isendorf hört daraus nur Unzufriedenheit.

Selbstkundgabeebene – Herr Harding meint aber, dass er sich derzeit Sorgen macht. Er ist sich nicht sicher, dass sie alles schaffen werden. Er findet die derzeitige Verteilung ungerecht, weil die vielen kleinen Kunden mehr Mühe machen als die beiden Großen.

Beziehungs-Ohr – Herr Isendorf hört nur: „Sie machen es sich leicht und nehmen sich die besten Brocken ..."

Beziehungsebene – Herr Harding meint: „Mit Ihnen kann man doch reden – ich vertraue darauf, dass wir uns einigen können."

Appell-Ohr – Herr Isendorf hört: „Geben Sie mir etwas von ihren Aufträgen ab! Seien Sie gerecht! Seien Sie nicht so egoistisch!"

Appellebene – Herr Harding meint: „Lassen Sie uns gemeinsam eine Lösung suchen; ziehen Sie mit mir an einem Strang. Vertrauen Sie mir."

Die Antwort von Herrn Isendorf wird Herrn Hardings Anliegen wahrscheinlich nicht gerecht werden.

Beispiel:

Enrico und Feline leben seit einigen Monaten zusammen. Sie haben einen großen Freundeskreis, gehen viel aus und haben auch oft Besuch. Eines Abends kommt Enrico nach Hause, schmeißt seine Tasche in die Ecke und sagt sehr unvermittelt zu Feline: „Ich möchte heute Abend mal wieder mit dir alleine sein."

Feline hört weder auf der Sachebene noch auf der Selbstkundgabeebene, auf denen vielleicht so etwas gesagt wird wie: „Der Trubel in letzter Zeit war mir zu viel. Ich brauche das Gefühl von mehr Nähe. Ich brauche Ruhe zum Gespräch. Ich finde, man muss immer mal wieder allein sein. Ich komme hier zu kurz."

Sie hat nur das Beziehungs-Ohr aufgestellt, und auf dem hört sie: „Du hast nicht genug Zeit für mich, du bist sehr unruhig, deine Freunde sind dir wichtiger als ich."

Sie hört dagegen nicht, was Enrico meinte: „Du bist mir wichtig, ich bin gerne mit dir allein, ich finde dich interessant, unsere Gespräche geben mir viel."

Die Appellebene hat sie dafür laut und deutlich vernommen: „Nimm dir mehr Zeit für mich, und sag deinen Freunden ab."

Da sie nur hört, was sie hört, antwortet Feline etwas unwirsch: „Das hättest du dir aber auch früher überlegen können. Es ist mir peinlich, jetzt den Gieseckes abzusagen."

Dies ist ein klassisches Beispiel für misslungene Kommunikation. Die Nachricht war unvollständig, der Empfänger nur bedingt empfangsbereit.

▪ *Beispiel*:

Bei den Probearbeiten für eine Neuinszenierung des „Macbeth" sagt der Regisseur Jespers zu Frau Kabel, der jungen Schauspielerin, die die Lady Macbeth spielen wird: „Für diese Rolle gibt es berühmte Vorbilder."

Wütend zischt sie zurück: „Aber sicher nicht für die Gagen, die Sie hier zahlen!"

Was ist geschehen?

Das Beziehungskonto der Beiden ist offensichtlich schon reichlich strapaziert. Frau Kabel hat nur eine weitere Abbuchung in Form von „Sie sind nicht gut genug" gehört (Beziehungsohr). Was Herr Jespers meinte, war: „Trauen Sie sich, wirklich Ihre ganz individuelle Interpretation der Rolle zu finden" (Appell- und Beziehungsebene).

▪ *Beispiel*:

Ottmar ist neu in die Wohngemeinschaft von Pauline und ein paar anderen eingezogen. Es ist eine sehr ökologisch orientierte WG. Alle Mitbewohner sind engagierte Umweltschützer. Gestern Abend war Ottmar nach der Versammlung von „David gegen Goliath" noch ein Bier trinken und ist als letzter nach Hause gekommen.

Als er morgens in der Küche erscheint, sagt Pauline: „Wir haben ausgemacht, dass der Letzte nachts alle Lichter ausmacht."

Ottmar hört es nur auf dem Sach-Ohr und sagt ruhig: „Ja, klar."

Ha, ha! Pauline wollte damit durchaus einen Vorwurf loswerden, nämlich den, dass sie Ottmar für unzuverlässig und ideologisch nicht ganz hasenrein hält. Sie wollte über sich selbst eigentlich aussagen, dass ihr Zuverlässigkeit und Korrektheit in ökologischen Fragen wichtig sind. Ein bisschen fühlt sie sich auch berufen, die Anderen in diese Richtung zu erziehen (Appellebene).

Nun ist sicher deutlich geworden, warum es so häufig zu Missverständnissen kommt. Sie können selbst dafür Sorge tragen, verstanden zu werden, wenn Sie mit allen vier Schnäbeln sprechen. Aber natürlich können Sie mal wieder nur für sich selbst diese Verantwortung übernehmen. Sie werden damit leben müssen, dass die meisten Menschen im Alltag ziemlich unvollständige Nachrichten senden. Viel häufiger bekommen Sie – wie in den obigen Beispielen – einfach einen Satz serviert, den Sie dann je nach Gemütslage interpretieren. Wenn Sie alles verstehen wollen, was mit dem Satz gemeint ist, müssen Sie alle vier Ohren weit aufsperren und dem Sender ein bisschen Arbeit abnehmen.

Zum Üben hier ein paar kleine Situationen. Was könnte der Sender alles ausdrücken wollen?

Übungen

- Herr Richter, ein pensionierter Briefträger, sitzt im ICE von Nürnberg nach Frankfurt.
  Er möchte dort seine Enkelkinder besuchen. In Würzburg steigt Frau Schmidt mit ihren fünfjährigen Zwillingen zu. Die Zwillinge übernehmen blitzschnell die Herrschaft über das Abteil, hängen an den Gepäcknetzen, machen alle Regler auf und zu und hören dabei laut eine TKKG-Kassette. Eine Viertelstunde nach Würzburg vergeht Herrn Richter bereits die Vorfreude auf seine drei kleinen Enkel. Er sagt zu Frau Schmidt: „Zu meiner Zeit wurden Kinder anders erzogen."

Was will Herr Richter seiner Mitreisenden zu Gehör bringen?
Selbstkundgabe? Beziehung? Appell?
Was wird Frau Schmidt hören?

- Claudia und Charlotte betreiben gemeinsam eine kleine Firma mit dem Namen „Mädchen für Alles". Sie übernehmen Botengänge, bringen Autos zum TÜV, lesen kranken Kindern vor und bringen frische Farbe in die Küche. Viele Aufträge sind eilig, darum müssen sie beide immer telefonisch erreichbar sein. Am Donnerstag ist Claudia nachmittags überraschend in ein Krankenhaus gerufen worden. Dort herrscht Handyverbot. Als sie abends ins Büro zurückkommt, sagt Charlotte: „Ich habe den ganzen Nachmittag versucht, dich zu erreichen."

Was will Charlotte mitteilen?
Selbstkundgabe? Beziehung? Appell?
Was wird Claudia verstehen?

- Thomas (32) ist Elektriker bei der Firma „Lichthaus". Er ist trotz redlichen Bemühens um eine Partnerin und etlicher hoffnungsvoller Anläufe immer noch Single. Er arbeitet viel und hat nicht so wahnsinnig viel Zeit, auszugehen und nach der „Richtigen" zu suchen. Darum ist er nun auf Kontaktanzeigen umgestiegen. Heute Abend trifft er Ulrike (28). Vom Bild her gefällt sie ihm sehr gut, aber er hat auch ein bisschen Bammel. Sie plaudern so dahin, erzählen sich von ihren bisherigen Erfahrungen mit der Kontaktbörse, und unvermittelt sagt Thomas: „Ich habe schon so viele unzufriedene Frauen kennen gelernt."

Was könnte Thomas der neuen Dame vermitteln wollen?
Selbstkundgabe? Beziehung? Appell?
Was wird Ulrike aufnehmen?

10. Aktives Zuhören

Interesse ist die intellektuelle Form von Liebe

Anfang Oktober: Frau Zeller aus München und ihre Tochter Amelie (24) haben sich längere Zeit nicht gesehen. Gestern hat Amelie angerufen, um zu sagen, dass sie heute vorbeikommt und ihrer Mutter unbedingt etwas erzählen muss. Amelie erscheint ziemlich aufgelöst und legt sofort los. „Stell dir vor, Mama, was der Billie (ihr Bruder, 22) sich wieder geleistet hat. Ich habe ihm letztes Wochenende – da war ich doch in Berlin auf der Messe – erlaubt, ein paar Freunde in meiner Wohnung übernachten zu lassen."

Frau Zeller: „Oh, je!"

Amelie: „Ja, weißt du, es ging um seine australischen Freunde, die zum Oktoberfest gekommen sind, die waren ja damals auch so hilfsbereit, als er in Sydney war."

Frau Zeller: „Na ja, eigentlich mehr deren Eltern."

Amelie: „Schon, jedenfalls haben die bei mir gewohnt. Das war's ja auch gar nicht, was mich so aufregt. Jetzt kommt's ja erst."

Frau Zeller: „Ich verstehe."

Amelie: „Du kannst noch gar nichts verstehen. Ich hab's doch noch gar nicht erzählt. Jedenfalls haben sie am Samstag Abend nach der Wiesn noch bei mir in der Wohnung gefeiert ..."

Frau Zeller: „Warum hast du das denn erlaubt?"

Amelie: „Was heißt hier erlaubt? Es versteht sich doch, dass man in einer fremden Wohnung nicht einfach ungefragt Party macht, aber wer soll denn damit rechnen, dass die Jungen ..."

Frau Zeller: „Dann war es also nicht nur Billies Schuld."

Amelie übergeht die Störung: „Er hat doch die Verantwortung für seine Gäste. Die Wohnung ist jetzt ein richtiger Saustall, für den Teppich muss ich erst mal einen Dampfreiniger ausleihen, und was ich mit meinem verfleckten Sofa machen soll, weiß ich noch gar nicht."

Frau Zeller: „Also das Übliche."

Amelie, schon etwas genervt: „Du machst dir überhaupt keine Vorstellung, was ich jetzt für einen Ärger habe, die Nachbarn sind stinksauer."

Frau Zeller: „Ja, ich weiß, so war es früher auch, wenn ihr hier gefeiert habt."

Amelie in zunehmender Verzweiflung: „Aber das kann man doch gar nicht vergleichen – das ist doch unser Haus, und Ihr seid mit den Nachbarn befreundet. Meine Nachbarn sind sowieso schon so merkwürdig. Das passt ihnen jetzt richtig gut in den Kram. Nun können sie berechtigt über mich herfallen."

Frau Zeller: „Nun mach dir mal keine Sorgen, das wird schon wieder, aus meiner Erfahrung beruhigen die sich auch wieder, wenn du dich nett entschuldigst."

Amelie, wütend: „Mit dir kann man überhaupt nicht reden! Wenn sich hier jemand entschuldigt, dann ist es Billie, und dann bei mir gleich mit. Das kannst du ihm sagen – als Erstes kann er mal zum Putzen kommen. Und meine Wohnung kriegt er auch nie wieder."

Frau Zeller: „Ja, ja, so ist das."

Amelie, ganz aufgebracht: „Mama so reagierst du immer! Ich habe nicht das Gefühl, dass du mir überhaupt zugehört hast."

Frau Zeller versinkt in beleidigtes Schweigen. Der Abschied ist auf beiden Seiten unterkühlt.

Amelie fährt mit ihrer dicken Wut im Bauch zu ihrer Freundin Cornelia. Sie denkt auf der Fahrt über ihre Mutter nach und fragt sich, wie jemand, der doch sonst so lebenstüchtig ist, in einem Gespräch so wenig einfühlsam sein kann.

Cornelia ist Gott sei Dank zu Hause, hat auch gerade Zeit und wie immer ein offenes Ohr für die Freundin.

Amelie: „Mensch, Cornelia, ich bin total frustriert. Ich war gerade bei meiner Mutter, um ihr zu erzählen, wie Billie und seine australischen Freunde am Wochenende meine Wohnung verwüstet haben. Dauernd hat sie mich unterbrochen, Billie in Schutz genommen und von ihrem eigenen Kram erzählt. Ich sag' dir was, ich kam mir wieder vor wie mit vierzehn, solche Sprüche hatte sie schon immer drauf. Wenn ihr etwas nicht behagt, dann sagt sie

„Ja, so ist das ...". Zum verrückt werden! Ich frage mich, warum ich überhaupt zu ihr gegangen bin. Aber man sollte doch denken, dass sie jetzt, wo Billie immerhin auch 22 ist, langsam etwas Distanz zu ihm gewinnt."

Cornelia: *„Langsam, langsam! Also, du warst bei deiner Mutter, um dich über Billie und seine Freunde zu beschweren. Sie hat nicht zugehört, und das hat dich ganz aufgebracht, weil du dir wieder wie ein Teenie vorkamst."*

Amelie, schon viel ruhiger: „Eben, schrecklich war es, und dabei wollte ich doch nur meine Wut über Billie und seine Freunde loswerden."

Warum ist Amelie plötzlich ruhiger?

Cornelia hat das gemacht, was man in der Kommunikation **„Aktives Zuhören"** nennt. Sie werden andernorts auch die Begriffe „Empathisches Zuhören" oder „Sensibles Zuhören" finden. Gemeint ist damit immer dasselbe, aber uns gefällt das „Aktive" besser, weil es schon darauf hinweist, dass Sie dabei keineswegs untätig sind. Aktiv Zuhören kann man durch **„Paraphrasieren"** (gleicher Inhalt – eigene Worte) und durch **„Verbalisieren"** zeigen (und das erklären wir in diesem Kapitel noch ganz ausführlich).

Cornelia hat paraphrasiert. Sie hat Amelie in einer Kurzform zurückgemeldet, was sie von deren Ausführungen verstanden hat. Dabei hat sie sich nicht an jedem einzelnen Wort festgehalten, sondern die „Essenz" heraus gearbeitet. Sie hat darauf verzichtet, eigene Urteile, Vorschläge oder Vorstellungen einzubringen. Paraphrasieren ist nützlich und hilfreich, wenn wir jemandem mitteilen wollen, was wir von dem Sachverhalt verstanden haben.

Die weit spannendere und differenziertere Version des Aktiven Zuhörens ist das **Verbalisieren**. **Verbalisieren heißt, das Gemeinte hinter dem Gesagten zu finden.**

Wir gehen davon aus, dass jeder Mensch in seiner eigenen Welt selbst am besten Ordnung schaffen kann, denn keiner kennt dort so viele Details, wie er selbst. Aber bei großer Erregung, wenn viele Gefühle gleichzeitig im Spiel sind, wenn neue Erlebnisse im Widerspruch zu alten Prägungen stehen, wenn feste Überzeugungen durch neue Einsichten erschüttert werden, wenn man sich von vertrauten Erwartungen oder Hoffnungen verabschieden muss, dann kann es unendlich hilfreich sein, einen Gesprächspartner zu haben, der aktiv zuhören kann. Dieser Zuhörer kann einen wesentlichen Beitrag zur Durchleuchtung und Entwirrung all dessen leisten, was sich im Inneren des Sprechers abspielt.

Das Verbalisieren, diese sehr differenzierte Art des Aktiven Zuhörens, orientiert sich wiederum an dem Modell „Vier Seiten einer Nachricht". Das heißt für Sie, wenn sie verbalisieren, dass Sie alles benennen, was Sie mit Ihren vier Ohren gehört und verstanden haben.

Wichtig: Aktives Zuhören heißt: Mehr als gewohnt beim Anderen sein. Die Welt des Anderen hat also für den Augenblick absoluten Vorrang vor der eigenen.

Für das Selbstverständnis des Zuhörers bedeutet Aktives Zuhören:

- Ich habe jetzt Zeit und Lust, mich mit dem Anderen zu beschäftigen.
- Ich tue das auf partnerschaftlicher Ebene – also nicht von oben herab.
- Ich empfinde echte Anteilnahme.
- Ich habe Interesse an der Welt meines Gegenübers.
- Ich bin bereit, sensibel und genau wahrzunehmen.
- Ich denke mich gerne bewusst in die Welt des Anderen hinein.
- Ich bin aufmerksam.
- Ich stelle Verständnisfragen (zur Klärung).
- Ich fasse zusammen.
- Ich gebe Rückmeldungen zu den Gefühlen, Bedürfnissen, Überzeugungen, Erwartungen, Hoffnungen und Wünschen.

Was ich nicht tue:

- Ich frage den Anderen nicht aus.
- Ich liege nicht auf der Antwortlauer (kein *Ja, aber*).
- Ich schweife nicht ab.
- Ich bewerte und urteile nicht.
- Ich spreche nicht von eigenen Erfahrungen.
- Ich schlage keine Lösungen vor.

Die möglichen Auswirkungen des Aktiven Zuhörens auf meinen Gesprächspartner:

- Er fühlt sich verstanden.
- Er fühlt sich angenommen.
- Er öffnet sich.
- Er beschäftigt sich kreativ mit seiner Situation.
- Er entwickelt eine positive Beziehung zu mir.

Die Liste oben zeigt, dass Aktives Zuhören eine bestimmte innere Haltung voraussetzt. Einen anderen Menschen wirklich zu verstehen, heißt, sich dessen Wirklichkeit zu nähern und sie als solche zu akzeptieren.

Das alles klingt nach einer ziemlichen Herausforderung, und genau das ist es auch. Zugleich ist es – besonders im Konfliktfall – auch der Königsweg in der Kommunikation.

Wichtig: Wenn Sie verbalisieren, helfen Sie ihrem Gegenüber, seine Ich-Botschaft zu entdecken und zu formulieren.

■ *Beispiel*:

(Cornelia hat inzwischen gelernt zu verbalisieren.)

Amelie hat bereits ausführlich berichtet, welche Verwüstungen Billie und seine Freunde in ihrer Wohnung angerichtet haben, wie sie jetzt Ärger mit den ohnehin intoleranten Nachbarn hat, und wie sie nun mit den Konsequenzen fertig werden muss.

Cornelia hat aufmerksam zugehört und sagt nun: *„O je, die Jungens haben also in deiner Wohnung ziemlichen Schaden angerichtet. Du bist sauer, weil dir deine Wohnung als dein Refugium so kostbar ist. Das willst du wirklich respektiert haben, schon gar von deinem eigenen Bruder. Und natürlich kränkt dich die ganze Sache auch, weil du gerne großzügig bist, aber jetzt fragst du dich, ob das so eine Einbahnstraße sein kann. Außerdem bist du auch noch traurig, weil dir Gastfreundschaft so am Herzen liegt, und du jetzt überhaupt nicht mehr weißt, wie du das in Zukunft darstellen kannst.“*

Amelie: „Ja genau, und außerdem ist ja die Sache mit den Nachbarn wirklich so blöd. Die haben ja nur auf einen Grund gewartet, sich bei der Hausverwaltung über mich zu beschweren. Denen stinkt es doch schon lange, dass ich als einzige Junge in so einer relativ großen Wohnung lebe."

Cornelia: *„Ach so, du denkst die Nachbarn wären auch ein bisschen neidisch. Jetzt fragst du dich natürlich, wie du das Verhältnis zu ihnen wieder hinbiegen kannst. Du willst ja gerne in dieser Wohnung bleiben, und zwar in Frieden. Und da ärgert es dich natürlich doppelt, dass die Jungen mit ihrem Radau die Fronten noch verhärtet haben."*

Amelie: „Eben! Außerdem ist noch völlig unklar, wer eigentlich für den Schaden aufkommen soll. Es ist ja nicht nur Arbeit, alles wieder sauber zu kriegen, sondern auch teuer. Billie hat garantiert keine Haftpflichtversicherung, und dass ich von ihm wenigstens das Geld für die Reinigung des Sofas und für so einen Dampfreiniger kriege, ist ja mal wieder ziemlich unwahrscheinlich."

Cornelia: *„Aha, du findest es also überhaupt nicht fair, dass du zusätzlich zu dem Ärger und dem Schaden auch noch auf den Kosten sitzen bleibst. Und eigentlich erwartest du, dass Billie die Verantwortung dafür übernimmt, was er angerichtet hat, egal wie."*

Auch beim Aktiven Zuhören gibt es wieder die vier W's.

Stellen Sie sich vor, Sie hätten eine Freundin namens Donata. Donata erzählt Ihnen sehr aufgewühlt eine lange Geschichte. Sie hören erst mal sehr aufmerksam zu und achten auf folgende Elemente:

Was ist geschehen? Sie fassen kurz die Essenz des Geschilderten zusammen und zwar auf der faktischen Ebene.

„Also, du bist mit der U-Bahn in die Stadt gefahren. Am Marienplatz hast du festgestellt, dass dein Portemonnaie verschwunden war. Darin war nicht nur eine ganze Menge Geld, sondern auch der Personalausweis, deine Monatskarte und ein paar Kreditkarten." (Sie paraphrasieren.)

Welche Wirkung hatte das? „Das hat dich geärgert, verunsichert und erschüttert". (Sie verbalisieren.)

Warum? „Geärgert hat es dich nicht nur, weil du deine Weihnachtseinkäufe machen wolltest, sondern auch, weil du jetzt so viele Scherereien hast, die Kreditkarten und den Personalausweis wieder zu kriegen, und weil du auch nicht sicher bist, ob du die Handtasche offen hattest. Und es macht dich unsicher, weil du bisher ganz unbekümmert in dieser Stadt gelebt hast. Und du bist gereizt, weil du lieber vertrauensvoll durch das Leben gehen möchtest." (Sie verbalisieren.)

Wunsch: „Und du wünschst dir, dass die Räuber wenigstens nur das Geld nehmen, und du deinen Personalausweis und die Kreditkarten zurückbekommst." (Sie verbalisieren.)

Wenn Sie ein bisschen geübter sind im Aktiven Zuhören, dann könnten Sie auch noch sagen, was sie glauben, was der Andere an Überzeugungen oder Hoffnungen oder sonstigen Gedanken dazu hatte. Als Donatas Freundin sagen Sie dann zum Beispiel:

„Du *denkst*, dass es keinen Spaß macht, in einer Stadt zu leben, in der man immer so aufpassen muss. Du hast eigentlich *gedacht*, so was passiert nur anderen Leuten – und wie kann die Welt nur so gemein sein."

Natürlich gilt beim Verbalisieren ebenso wie bei der Ich-Botschaft: Die beiden mittleren W's (Wirkung und Warum) fassen Sie zusammen. Wenn Sie jetzt den Eindruck haben, das klänge ein wenig hölzern, können wir Ihnen nur zustimmen. Aktives Zuhören ist wirklich eine Frage der Übung. Sie werden merken, dass es Ihnen immer leichter fallen wird, die richtigen Worte zu finden und den richtigen Ton zu treffen. Irgendwann wird es zur inneren Haltung und zur Selbstverständlichkeit, dem Gegenüber zurückzumelden, was Sie verstanden haben. Lust zum Üben bekommen Sie dadurch, dass Ihr Beitrag im Allgemeinen so positiv aufgenommen wird. Sie können sich völlig entspannen, brauchen sich keine Meinungen oder Urteile zu bilden, und Lösungen sind auch nicht gefordert. Ihre Welt ist nicht bedroht, denn Sie bemühen sich zwar um ein Höchstmaß an Verständnis für den Anderen, aber Sie müssen nicht der gleichen Meinung sein.

Wichtig: Menschen wollen ernst genommen und verstanden werden, und: Verstanden heißt nicht einverstanden!

Sollten Sie in Ihrem Versuch, das Haus des Anderen zu interpretieren, völlig daneben liegen, ist das auch kein Drama. Allein die Tatsache, dass Sie sich ehrlich um Verständnis bemühen, wird gewürdigt.

Sie sagen also zu Donata: „Was dich wirklich ärgert, ist, dass du jetzt deine Weihnachtsbesorgungen nicht machen kannst ..."

Donata: „Nein, nein!" (*Sie lagen mit Ihrer Vermutung daneben!*) „Das ist es nicht, das Schlimmste ist, dass ich das jetzt meinem Mann sagen muss, und der findet mich sowieso schon zu leichtfertig."

Sie: „Ach so, du ärgerst dich, dass sein Bild von dir jetzt bestätigt wird, während du dir gerade das Vertrauen in die Welt nicht nehmen lassen willst."

Donata. „Genau!" (*Jetzt haben Sie verstanden!*)

Wichtig: Verbalisieren heißt, für den Anderen zu arbeiten!

Sie fragen also nicht: „Donata, wie fühlst du dich jetzt?" (Donata muss arbeiten), sondern: „Und wenn du dir das Gespräch mit deinem Mann vorstellst, wird dir schon ganz schlecht ...?" (Sie arbeiten).

Sie fragen also nicht: „Wie findest du das jetzt?", sondern: „Du findest das jetzt lästig, dass sein Bild von dir als Traumtänzerin Nahrung bekommt" (Angebot).

Sie begeben sich, so weit wie möglich, in die Welt des Anderen und machen aus dem, was Sie heraus hören, kleine Angebote. Dies sind keine „Statements", sondern Einladungen an Ihr Gegenüber, sich verstanden zu fühlen. Entsprechend ist der Tonfall beim Verbalisieren: empathisch (mitfühlend). Vielleicht merken Sie, dass Ihre Stimme am Ende des Satzes fragend ein bisschen ansteigt. Die Angebote sind immer offen. Als der „Arbeiter" versuchen Sie, aus der Fülle der Möglichkeiten genau die Interpretation anzubieten, die Ihnen aus all dem, was Sie verstanden haben, am wahrscheinlichsten vorkommt. Wenn Sie falsch liegen, und das kommt natürlich immer mal wieder vor, ist große Flexibilität von Ihnen gefordert. Im Zweifelsfall wird Ihr Gesprächspartner nämlich wie Donata daraufhin eher deutlicher und klarer als bisher. Beharren

Sie also nicht darauf, dass Sie es besser wissen. Darum geht es nicht! Wenn der Andere sich oder seine Situation anders sieht oder empfindet, hat er auf alle Fälle Recht – es ist sein Haus!

▒ *Beispiel*:

Herr Huber hat eine kleine Firma. Er stellt Markisen her. Er ist nun 65 und will den Betrieb seinem einzigen Kind Marlies übergeben und sich zur Ruhe setzen. Marlies (34 Jahre) hat BWL studiert und eine Lehre in einem ähnlichen Betrieb gemacht. Sie fühlt sich der Aufgabe gewachsen.

Am Tag der Übergabe ruft Herr Huber seine Tochter in sein Büro.

Herr Huber: „Es ist jetzt soweit, meine Liebe – ich glaube es ist alles so weit klar. Hoffentlich läuft der Laden weiter so gut!"

Marlies: „Ach Vater, was soll das denn nun wieder heißen, begreife doch endlich, dass ich das schon gut machen werde."

Herr Huber: „Siehst du, genau das meine ich. Du warst schon als Kind so ein Besserwisser. So kannst du mit unseren Leuten nicht umgehen!"

Marlies: „Das lass' mal getrost meine Sorge sein, Vater. Mit Leuten umzugehen, war ja wirklich auch nicht deine größte Stärke!"

Herr Huber: „Das ist eine blanke Unverschämtheit! Es steht dir nicht zu, so etwas zu sagen. Noch ist es mein Laden, und ich überlege mir gerade, ob ich dir die Firma wirklich anvertrauen kann!"

Was ist passiert?

Die Tochter Marlies hat den Satz „Hoffentlich läuft der Laden weiter so gut" nur als Kritik (auf dem offensichtlich sehr defekten Beziehungsohr) gehört. Was Herr Huber wirklich sagen wollte, weiß sie nicht. Hätte sie es wissen wollen, hätte der weitere Dialog mit Aktivem Zuhören vielleicht so klingen können:

Herr Huber: „... hoffentlich läuft der Laden weiter so gut!"

Marlies: „Da bin ich sehr optimistisch, *aber du scheinst dir ein bisschen Sorgen zu machen?"* (Sie hört auf dem Selbstkundgabeohr.)

Herr Huber: „Nicht eigentlich Sorgen – an deiner fachlichen Qualifikation habe ich wirklich keinen Zweifel, aber manchmal bist du so aufbrausend." (Beziehungsschnabel)

Marlies (will wirklich verstehen, was der Vater meint!): *„Du meinst, ich bin zu ungeduldig mit den Leuten und sollte mich mehr beherrschen?“* (Sie hört auf dem Beziehungsohr.)

Herr Huber: „Ja genau, du bist ja auf das Fachwissen unserer erfahrenen Mitarbeiter angewiesen, und das ist der Kern unseres erfolgreichen Unternehmens.“ (Beziehungsschnabel und Sachschnabel)

Marlies sucht das Gemeinte hinter dem Gesagten, obwohl das für sie nicht gerade angenehm ist: *„Und du hast Angst, dass ich sie verschrecke oder verärgere, und dass die Firma Schaden nimmt?“* (Sie hört auf dem Beziehungsohr und auf dem Sachohr.)

Herr Huber: „Ja, so ein bisschen, und es wird ja sowieso für mich komisch sein, nach so vielen Jahren nicht mehr zu wissen, was in der Firma los ist!“ (Selbstkundgabeschnabel)

Den Vater plagt also im Grunde eine ganz andere Sorge. Nun weiß Marlies darum und kann mit ihm darüber verhandeln, wie viele Informationen er in Zukunft von ihr brauchen wird, um sich ganz gelassen über seinen Ruhestand zu freuen.

■ *Beispiel*:

Robert und Bruno (beide 34 Jahre alt) sind seit der Schulzeit befreundet. Robert war einige Wochen beruflich unterwegs, aber am letzten Wochenende ist er an den nahen See gefahren, auf dem die beiden Männer gemeinsam ein Segelboot liegen haben. Es handelt sich um ein schönes Holzboot, einen alten Drachen. Ein solches Boot braucht, da waren sich die beiden immer einig, viel Pflege. Diese Aufgabe haben sie sich bisher immer gern und problemlos geteilt. Nun allerdings ist Robert über den Zustand des Bootes entsetzt.

Die Männer haben früher viel miteinander unternommen, aber seit Bruno mit seiner Freundin Tanja zusammengezogen ist, sehen sie sich nicht mehr so häufig. Nur dass nun auch das Boot unter der jungen Liebe zu leiden hat, das geht Robert zu weit. Er verabredet sich mit Bruno zu einem Gespräch.

Robert: „Sag mal, ich war am See gestern, und bin fast in Ohnmacht gefallen. Wann hast du denn eigentlich das letzte Mal nach unserem Boot geschaut? Das sah wüst aus, total dreckig, und die

Bojenkette war auch nicht in Ordnung. Hast du vielleicht gedacht, ich merke das nicht? Da täuschst du dich aber gewaltig! Seit du mit Tanja zusammen bist, scheint dir wirklich alles andere egal zu sein!“

Bruno: „Was soll das denn mit Tanja zu tun haben? Ich hatte einfach keine Zeit. Aber so lasse ich mich von dir auch nicht anmotzen. Du warst ja auch seit Wochen nicht da. Soll ich einfach alles immer für dich übernehmen, oder was?“

Robert: „Wieso ‚immer‘ und ‚alles‘? Ich habe dir gesagt, dass ich für ein paar Wochen weg bin! Das Mindeste ist dann doch wohl, dass du nach dem Boot schaust …

Und so weiter. Irgendwann begreift Bruno, dass sie wirklich ihre Freundschaft gefährden, wenn sie so weiter reden, und er findet innerlich die Kurve zum Aktiven Zuhören.

Bruno: „Also, ich finde dieses Gespräch furchtbar, und es wird auch unserer Freundschaft nicht gerecht. Die ist mir aber wichtig, also würde ich gern neu anfangen.“ (Ich-Botschaft) *„Du warst am Sonntag am See und hast dich richtig erschrocken, als du gesehen hast, dass die Bojenkette nicht in Ordnung war, und dass ich offensichtlich auch lange nicht draußen war, um nach dem Rechten zu sehen. Dann hast du dich geärgert, weil du dachtest, dass das gegen unsere Abmachungen war. Ich weiß ja, dass dir Abmachungen unheimlich wichtig sind. Du willst dich auf sie verlassen können, weil du sonst auch gleich alles für dich allein regeln könntest. Darum bist du jetzt auch ziemlich enttäuscht.“ (Verbalisieren)*

Robert: „Stimmt. Ich hatte nie Zweifel daran, dass ich mich auf dich total verlassen könnte. Nun bin ich ehrlich gesagt nicht nur sauer, sondern auch ziemlich verunsichert.“

Bruno versteht es noch nicht ganz: „Verunsichert, weil du dich fragst, wie es weitergehen soll mit dem Boot.“

Robert: „Ja, klar! Es ist ja schlimm genug, dass wir beide so lange nicht mehr zum Segeln waren, aber dass nun auch noch das Boot vergammelt, das geht zu weit.“

Bruno denkt mit: *„Du bist also nicht nur über den Zustand des Bootes entsetzt, sondern hast Zweifel, ob das Boot für uns überhaupt noch sinnvoll ist, wenn wir so selten zum Segeln kommen.“*

Robert: „Nee, das ist es nicht. Ich kann mir derzeit überhaupt nicht vorstellen, das Boot zu verkaufen. Aber du hast, seit du mit Tanja zusammen bist, wirklich überhaupt keine Zeit mehr auf dem Boot verbracht. Ich weiß ja, dass Wasser nicht Tanjas Element ist, aber so hatte ich mir das trotzdem nicht vorgestellt!“

Bruno ahnt das Ausmaß des Kummers: *„Du hast gedacht, wir beide würden weiterhin Zeit finden, zusammen raus zu fahren und uns einen schönen Nachmittag zu machen. Und du bist auch sauer, dass das nicht geklappt hat.“*

Robert: „Na ja, solche Zeiten kann es ja immer mal geben, aber wie soll es weitergehen? Irgendwie geht mit Tanja alles den Bach runter, was wir so zusammen gemacht haben. Und wenn du jetzt sogar unser Boot vergammeln lässt – dann frage ich mich wirklich, was dir unsere Gemeinsamkeit oder Freundschaft noch wert ist.“

Bruno schluckt trocken und beschließt, den Angriff vorläufig zu überhören: *„Du hast den Eindruck, dass ich unsere Freundschaft vernachlässige. Und du denkst, dass es mit einer Freundschaft nicht weit her sein kann, wenn sie kaputt geht, weil einer eine Frau gefunden hat, mit der er so viel Zeit verbringen will.“*

Robert: „Ja genau. Nichts gegen Tanja, aber irgendwie bin ich plötzlich abgeschrieben. Und dafür ist unser Boot ein Symbol.“

Bruno wittert den Wunsch: *„Und du hättest es gern anders. Du möchtest wieder den alten, lockeren, selbstverständlichen Zustand zwischen uns herstellen.* Das geht mir genauso. Ich möchte dir erst noch kurz erklären, was in den letzten Wochen bei mir los war.“ (Bruno verwendet dafür nur Ich-Botschaften.) „Und dann lass’ uns bitte gemeinsam überlegen, wie wir das hinkriegen ...“

Die Tatsache, dass Bruno auf Gegenangriffe verzichtet hat, hat es den Beiden ermöglicht, Lösungen zu finden, die wir Ihnen nicht vorenthalten wollen:

Robert hat Brunos Anteil an dem Boot abgelöst und segelt jetzt wochenends mit seinem Bruder, der sich das schon immer gewünscht hatte.

Tanja hat zur Überraschung der beiden Freunde vorgeschlagen, dass sie doch mit Bruno auch an den See kommen könnte, damit sie sich dann wenigstens alle abends im Biergarten treffen können. Bruno und Robert spielen nun ein Mal die Woche miteinander Squash.

■ *Beispiel*:

Vivian ist seit bald 24 Jahren mit Henry verheiratet. Sie haben zwei Töchter, die erwachsen sind und in einer anderen Stadt leben. Seit die Kinder nicht mehr da sind, fällt Vivian zunehmend auf, dass sie und Henry zwar sehr nett miteinander umgehen, aber keine besonders spannenden Unterhaltungen haben. Sie versteht nicht, wieso sie mit ihrer Freundin Melanie stundenlang über Wichtiges und Nichtiges reden kann, dass ihr jede Menge Dinge einfallen, die sie mit ihr „dringend" besprechen muss, dass sie es gar nicht erwarten kann, Melanie wieder zu sehen, und dagegen mit Henry eigentlich nur die Organisation ihres Lebens abhandelt. Seit sie das gemerkt hat, grummelt es in ihr – sie versteht auch nicht, was da passiert ist, und sie beobachtet Henry mit wachsender Gereiztheit. Sie überlegt, ob er wohl eine Freundin haben könnte, sie nicht mehr attraktiv findet, eine unterschwellige Wut auf sie hat (wobei sie keine Ahnung hat, warum!), ob er Sorgen hat, von denen sie nichts weiß, oder ob er vielleicht krank ist. Jeden ihrer Versuche, mit ihm darüber zu sprechen, hat er mit nichts sagenden Bemerkungen abgewürgt.

Beim nächsten Treffen mit Melanie schüttet sie dieser ihr Herz aus. Melanie hört ihr interessiert zu, und sie überlegen, was Vivian tun könnte, um wieder in inneren Kontakt mit Henry zu kommen. Sie ist sich darüber im Klaren, dass sie das mit Geduld (zugegebenermaßen nicht ihre größte Stärke!) angehen muss und auf keinen Fall über ihn herfallen darf.

Zwei Tage später – Vivian und Henry sitzen nach dem Abendessen im Wohnzimmer, er liest die Tageszeitung – sagt Vivian: „Henry, ich hab was auf dem Herzen, hast du gerade Zeit für mich?" Henry schaut irritiert von seiner Zeitung auf: „Schon, wenn's nicht zu lange dauert und nicht einer deiner ‚Beziehungsmonologe' wird." Vivian horcht auf, sie könnte jetzt zwar ihre Ich- Botschaft durchaus anbringen, aber dann würde sie vielleicht den kleinen Pfad in Henrys Welt wieder verschütten. Also sagt sie: *„Du findest also, ich halte Monologe und es ist mir egal, wie es dir geht?"* (Aktives Zuhören)

Henry, sehr erstaunt, auf so viel Verständnis zu stoßen: „Na ja, es ist doch meistens so, dass du redest und redest und mich dann irgendwann angiftest: Warum sagst du nichts? Kaum sage ich aber etwas, beweist du mir doch auf der Stelle, dass ich Unrecht habe, die Sache nicht überblicke, weil ich nie zu Hause bin, keinen Zugang zu meinen Gefühlen habe – den ihr Frauen natürlich im Überfluss habt – und überhaupt emotional noch nicht entwickelt bin. Wundert es dich da, dass ich keine Lust habe, mit dir zu reden?“

Vivian ist ziemlich erschüttert, das hat sie nicht erwartet. Sie hat aber sich und Melanie versprochen, alles zu akzeptieren, was bei

---

Kommunikationsförderer

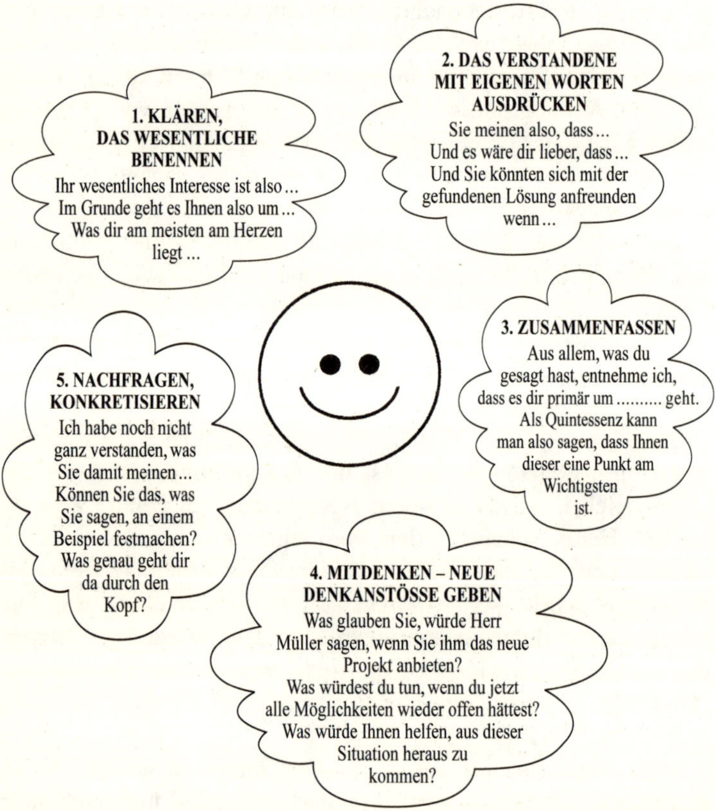

dem Gespräch herauskommt: Hauptsache, Henry sagt überhaupt etwas. Sie überlegt einen Moment und sagt dann: *„Mhm, also das heißt, du findest, ich führe mich auf wie Fräulein Besserwisser, und alles, was du sagst, ist mir nicht Recht?“* (Aktives Zuhören)

Henry, nun sehr interessiert an dem Gespräch: „So ist es, du bist schon ganz lange keine wirkliche Gesprächspartnerin mehr für mich; die Zeiten, als wir stundenlang über irgendetwas geredet haben, sind eben vorbei, und daran ist wohl auch nichts zu

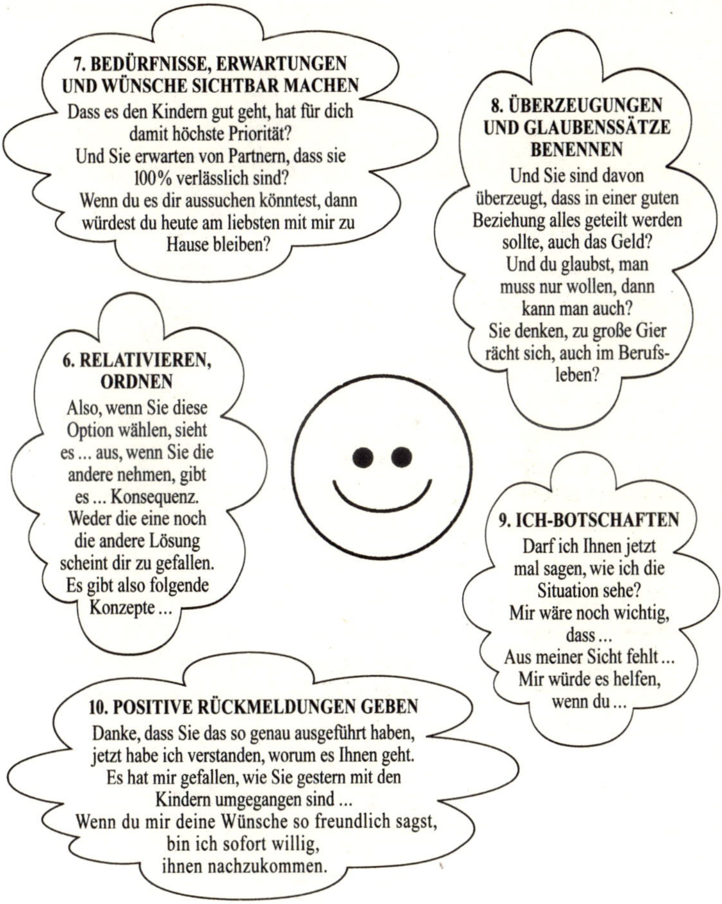

ändern …“ Vivian, höchst alarmiert: *„Das heißt, du hast resigniert und traust uns nicht zu, dass wir das wieder hinkriegen?“* Henry: „Na ja, wenn wir beide wollen, wäre es vielleicht möglich, aber eins weiß ich, es müsste sich schon gewaltig was ändern!“

Vivian, erleichtert und auch ein bisschen bewegt: „Henry, ich hab nicht gewusst, was ich da bei dir ausgelöst habe und es tut mir richtig Leid. Ich hab's auf jeden Fall selber nicht gemerkt und muss das erst mal verdauen. Lass' uns aber ganz bald überlegen, wie wir es anstellen können, dass wir wieder richtige Gesprächspartner für einander werden, denn das ist mir wirklich das Wichtigste. Und Henry, vielen Dank, dass du es mir gesagt hast.“

Was Vivian da von Henry gehört hat, war zwar ziemlich schlimm für sie, denn ihr „strahlendes Selbstbild“ hat ein paar Flecken bekommen. Gleichzeitig aber ist das, was ihre Beziehung gestört hat, nun offen benannt und die beiden können entscheiden, ob sie es ändern wollen oder nicht. Wäre Vivian nicht so mutig gewesen, sich ihrem Unbehagen zu stellen, hätte es passieren können, dass Henry in die „innere Emigration“ gegangen wäre, und weniger und weniger Lebendigkeit und Kommunikation in dieser Ehe stattgefunden hätte.

Wichtig: Wer dauerhaft nicht mit seinem Partner redet, kann entweder nicht, oder er will nicht.

- Gründe dafür, dass ein Mensch nicht reden **kann**, könnten sein: Nicht gelernt und nicht geübt, Blockaden …
- Wer dauerhaft mit seinem Partner nicht reden **will**, hat entweder grundsätzlich kein großes Bedürfnis zum Reden oder auch schlicht keine Lust. Wenn das den Anderen stört, wird ihm nichts anderes übrig bleiben, als herauszufinden – mit viel Aktivem Zuhören – was die Störung in der Beziehung verursacht hat und dafür Lösungen zu finden.

Wichtig: Man kann Kommunikation nicht erzwingen, man kann sie nur „ermöglichen“.

▪ *Beispiel*:
Der Kinderarzt Dr. Fiedler wundert sich, dass seine sonst so aufgeräumte und fröhliche Sprechstundenhilfe Jutta seit einiger Zeit immer recht mürrisch durch die Praxis läuft und besonders zu ihm sehr abweisend ist. Der Arzt hat keine Ahnung, was mit Jutta los ist. Er hat seine andere Helferin, Agnes, schon gefragt, aber die kann sich auch keinen Reim darauf machen. Nun möchte er die Sache dringend klären, weil er den Eindruck hat, dass mittlerweile schon seine kleinen Patienten und deren Eltern unter der schlechten Laune leiden. Er wartet also eine günstige Gelegenheit ab und sagt Jutta dann, er würde gern etwas mit ihr besprechen.

Dr. Fiedler in einer Ich-Botschaft: „Jutta, ich bin verwirrt über Ihr Verhalten in den letzten Tagen. Sie haben auf mich immer so einen fröhlichen und aufgestellten Eindruck gemacht, und nun wirken Sie aus meiner Sicht eher niedergedrückt oder vielleicht auch verärgert. Ich habe überlegt, ob etwas in der Praxis vorgefallen ist, aber es fällt mir nichts ein. Das Ganze macht mir Sorgen, weil ich denke, dass die Kleinen und die Eltern es auch ganz schnell mitkriegen. Darum bitte ich Sie, falls es irgend geht, mir zu sagen, was los ist."

Jutta: „Sie brauchen bloß an das Wartezimmer zu denken, dann müsste Ihnen sofort auffallen, warum ich grantig bin!"

Dr. Fiedler fragt leicht erstaunt nach: „An das Wartezimmer? Ich weiß, dass es so nicht mehr schön ist, aber wir richten es doch gerade neu ein. Tut mir leid, aber ich verstehe wirklich nicht, was das mit Ihrem Groll zu tun hat. Bitte erklären Sie es mir."

Jutta: „Von wegen *wir* richten es neu ein."

Dr. Fiedler beginnt zu begreifen: *„Ach so, Sie meinen, ich hätte Sie bei den Entscheidungen, wie es werden soll, nicht genügend berücksichtigt?"*

Jutta: „Das wäre ja grundsätzlich gar nicht so schlimm. Aber wenn Sie schon so fragen: Ich finde es richtig gemein! Erst haben Sie mich auch um meine Meinung gebeten und mir sogar die Kataloge gegeben. Und dann haben Sie einfach bestellt, und ich hing mit meinen Ideen total in der Luft."

Dr. Fiedler sieht Juttas Welt: *„Ach so, Sie hatten sich schon Gedanken gemacht oder sogar etwas Bestimmtes ausgesucht. Als* *ich bestellt habe, fühlten Sie sich übergangen. Darüber ärgern Sie sich natürlich. Nun müssen Sie jedes Mal daran denken, wenn Sie in das Wartezimmer gehen, also hört Ihr Ärger auch nicht auf.*"

Jutta: „Ja genau! Und ich frage mich auch immer noch, warum Sie mir die Kataloge überhaupt gegeben haben, wenn Sie doch eh schon wussten, was Sie wollen. Außerdem fühle ich mich richtig ausgeschlossen. Mit Agnes haben Sie schon noch gesprochen, bevor Sie sich entschieden haben – nur meine Meinung scheint hier keinen zu interessieren."

Dr. Fiedler spricht ihre Verletzung an: *„Sie denken, Agnes hätte mehr Mitsprachemöglichkeiten gehabt, und das kränkt Sie."*

Jutta: „Natürlich! Erstens bin ich schon länger da, und zweitens kenne ich die Bedürfnisse der Patienten doch viel besser als Agnes, weil die so viel im Labor ist."

Dr. Fiedler: *„Sie finden, dass es ungerecht gelaufen ist und dass ich nicht ausreichend gewürdigt habe, wie viel Sie über diese Praxis wissen. Sie waren bereit, Ihre Menschenkenntnis und Ihre Beobachtungen und Ihre Phantasie einzubringen, und nun fühlen Sie sich ignoriert."*

Jutta (schon viel versöhnlicher): „Stimmt! Und ich verstehe bis heute nicht, warum Sie das gemacht haben!"

Dr. Fiedler beweist Geduld: „Ich erkläre Ihnen gleich sehr gerne, wie es dazu kam. Das ist auch wirklich blöd gelaufen. Aber erst würde ich gerne wissen, ob Sie noch etwas auf dem Herzen haben."

Jutta: „Ja, das habe ich, aber ich weiß noch nicht so genau, ob ich Ihnen das sagen will. Ich glaube, da würde ich erst gern hören, was Sie über das Wartezimmer zu sagen haben."

Dr. Fiedler hat nun die Gelegenheit, Jutta zu erklären, warum alles so schnell und aus ihrer Sicht überstürzt gemacht werden musste. Da er gute Gründe hat, kann Jutta bald verstehen, dass keinerlei böse Absicht oder Mangel an Respekt dahinter standen. Dr. Fiedler sagt auch noch, dass es ihm Leid tut, dass er dann schlicht vergessen hat, Jutta für ihr Engagement zu danken. Mittlerweile ist die Atmosphäre zwischen ihnen wieder recht entspannt. Die Sprechstundenhilfe schaut ihren Arbeitgeber eine Weile nachdenklich an.

Plötzlich sagt Jutta: „Also, was mich da noch belastet, das ist ..."

Sie merken:
Aktives Zuhören erfordert Geduld, Zeit, guten Willen, Interesse und Gelassenheit. Langfristig zahlt sich das immer aus. Sie können Aktives Zuhören auch als Mentalsport betrachten. Dann wird sofort deutlich, dass Sie es mit viel Übung zur Meisterschaft bringen können.

Was ist, wenn es eilig ist?

Je vertrauter Ihnen die innere Haltung der Zugewandtheit beim Aktiven Zuhören geworden ist, desto schneller können Sie unterscheiden, welche Punkte Sie aufnehmen müssen, um Ihrem Gegenüber zu signalisieren, dass Sie wirklich ganz bei ihm sind in diesem Moment.

Man hat schließlich nicht immer beliebig Zeit, auf alles einzugehen, was vom Gesprächspartner kommt. Und manchmal wäre es auch gar nicht angemessen. In den meisten Fällen wird ihr Gegenüber sehr damit einverstanden sein, dass Sie nur auf das wichtigste Thema reagieren. Zudem gibt es alltäglich Situationen, die potenziell schwierige Konflikte werden könnten, die Sie aber schnell mit Aktivem Zuhören entschärfen können.

▪ *Beispiel*:
Ingo arbeitet seit zwei Monaten bei einer Im- und Exportfirma. Er ist mit Janina verheiratet, und sie haben zwei kleine Töchter. Heute war im Büro echt der Teufel los – nichts hat geklappt. Überall Hektik und schlechte Laune. Dann kam er auch noch zu spät in die Kantine und es gab nichts Gescheites mehr zu essen – also ein unerfreulicher Tag! Er fragt sich, ob er für diese Firma wirklich der richtige Mann ist, und ob es sich langfristig lohnt, sich dort so zu engagieren. Völlig geschafft kommt er nach Hause. Er schließt die Wohnungstüre auf, ruft laut: „Hallo, da bin ich – wo seid Ihr denn?“ Janina hat ihn gehört, ist aber am Telefon und sagt nur kurz: „Hallo, Liebling, ich komme gleich“, dann redet sie vergnügt weiter – mit „wem auch immer“ (denkt Ingo!).

Ingos Verzweiflung wächst: Ist er denn nirgends mehr wichtig und erwünscht?

Er sagt unterschwellig aggressiv: „Ist denn das Essen schon fertig?"

Janina hat ihr Gespräch inzwischen beendet. Sie stutzt einen Moment, als sie Ingos Aggression spürt, und dann sagt sie liebevoll und zugewandt: *„Sag mal, du hattest offensichtlich einen ganz mistigen Tag und brauchst dringend eine Stärkung!?"* (Aktives Zuhören)

Erleichtert darüber, dass sie seine Not verstanden und ihn nicht angemotzt hat (sie hat das nämlich nicht sooo gern, wenn er sie als „Köchin" anspricht!), sagt Ingo: „Ja genau, es war schrecklich heute, und ich bin völlig ausgepumpt."

Jetzt weiß Janina, dass die Aggression nicht ihr gegolten hat, sondern aus einer anderen Ecke kam, und sie sagt: „Also lass' uns schnell essen, und dann würdest du wahrscheinlich gern deinen Frust an mich hinreden?"

Ingo: „Janina, du bist einfach klasse ..."

Wir möchten betonen, dass niemand immerzu Mutter Teresa spielen und die Selbstlosigkeit in Person sein kann. Im Idealfall gelingt es aber, die eigenen Anliegen oder Befindlichkeiten eine Weile zurückzustellen und erstmal herauszufinden, was beim Anderen los ist. Sobald der sich verstanden fühlt, werden Sie reichlich Gelegenheit haben, auch Ihre Anliegen zu präsentieren – natürlich in der Form von Ich-Botschaften.

■ *Beispiel*:

Frau Kinkel hatte letzte Woche ihren 64. Geburtstag. Eigentlich wollte sie ihn gar nicht feiern, denn nächstes Jahr will sie ein großes Fest machen. So hatte sie es auch ihrer Familie verkündet. Na ja, aber dann haben sich eben einige Freunde und ihre Schwester zum Kaffee angesagt, sie hat doch einen Apfelstrudel gebacken, und es wurde richtig gemütlich.

Ein Wermutstropfen war aber dabei: Ihre Tochter Laura hat nicht angerufen. Frau Kinkel weiß zwar, dass Laura auf Geschäftsreise war und gerade an einem aufregenden Projekt arbeitet, aber: „Wie kann man nur den Geburtstag der eigenen Mutter vergessen?" (eine klassische Überzeugung!). Die Tage vergehen, Laura ruft nicht an. Frau Kinkel wird immer ärgerlicher, bei ihren fiktiven Gesprächen mit ihrer Tochter zählt sie inzwischen all deren Missetaten der vergangenen Jahre auf, und dann kommt endlich ein Anruf von Laura: „Mama, hallo, da bin ich wieder, es war toll in den USA, und mein Projekt wird wahrscheinlich klappen."

Frau Kinkel, eisig: „Oh, Laura, wie schön dass du dich mal wieder an deine Mutter erinnerst, ich hatte ja erst vor zehn Tagen Geburtstag!"

Laura beherrscht das Aktive Zuhören: *„Oh Mama, wie schrecklich, das ist doch glatt an mir vorbeigegangen! Jetzt bist du sicher ganz enttäuscht, weil du überhaupt nicht verstehen kannst, wie man den Geburtstag der eigenen Mutter vergessen kann?"*

Frau Kinkel, gegen ihren Willen schluchzend (sie hatte sich nämlich vorgenommen, lange beleidigt und kalt zu bleiben): „Ja, genau, und ich war so traurig und hätte dich so gerne dabei gehabt oder dir wenigstens erzählt, wer alles da war ..."

Laura: *„Mama, wenn du wüsstest, wie mir das Leid tut, und du fandest mich sicher auch total rücksichtslos ..."*

Frau Kinkel, schon sehr viel ruhiger: „Schon, natürlich, aber ich weiß ja auch, was du in deinem Job leisten musst ..."

Wenn Sie ehrlich Empathie zeigen und Ihrem Gegenüber wirklich vermitteln, dass Sie gedanklich und mit Ihren Gefühlen bei ihm sind, muss er nicht mehr so viel kämpfen. Erinnern Sie sich: Menschen wollen verstanden werden! Ihre Aggression ist oft blanke Not.

Wichtig: Je mehr Mitgefühl und Verständnis, desto weniger Aggression.

■ *Beispiel*:

Bei einem geselligen Abendessen erzählt Christine allen in epischer Breite, wie sehr ihre elfjährige Tochter unter einem bestimmten Lehrer leide. Sie ist voller Eifer und Empörung und gar nicht mehr zu bremsen. Die meisten in der Runde sind kinderlos und finden das Thema sehr schnell ziemlich langweilig. Es macht sich ein gewisser Unmut breit, es fallen die ersten spitzen Bemerkungen, Christine wird schon ein bisschen schrill. Karin, eine erfahrene Erziehungsberaterin, vermutet, dass die kleine Tabea bei der ganzen Sache längst nicht so leidet wie Christine. Sie verzichtet aber darauf, mit der Mutter darüber zu argumentieren.

Karin wendet sich stattdessen Christine zu und sagt voller Anteilnahme: *„Ach, das muss alles ganz scheußlich sein für deine Tabea."* Christine, rutscht sofort näher heran: „Eben! Und für mich auch. Ich habe doch genau das Gleiche durchgemacht."

Karin: *„Tatsächlich? Na, dann wirst du jetzt durch Tabeas Erlebnisse wohl wieder an Sachen erinnert, die du am liebsten gründlich aus deinen Gedanken verbannt hättest? Darüber bist du vermutlich ziemlich verzweifelt."*

Christine, schon etwas weniger hektisch: „Stimmt. Man könnte glatt meinen, ich müsste das alles nochmal machen. Dabei geht doch nun Tabea in die Schule und nicht ich."

Karin: „Klar. Da ist vielleicht irgendwas durcheinander geraten, das du noch sortieren willst. Das willst du wahrscheinlich nicht in dieser Runde tun."

Karin nickt Christine aufmunternd zu und schaltet sich gleich in die Diskussion der Anderen über einen neuen Film ein.

Christine ist darüber gar nicht böse, denn kaum hatte Karin ihre Gefühle von Verzweiflung anerkannt, war ihr schon selber klar, dass es in ihrem Inneren noch etwas aufzuräumen gab.

■ *Beispiel*:

Professor Braun hat seinen Studenten eine Hausarbeit in Strafrecht aufgegeben. Es vergeht einige Zeit, dann werden die Arbeiten korrigiert zurückgegeben. Die Arbeit von Norbert ist nicht dabei. Norbert wundert sich und geht dann ins Vorzimmer des Professors. (Er fand seine Arbeit richtig gut und auch mutig, da er sich einige eigene Gedanken erlaubt hat.)

Die Sekretärin ist nicht zu sehen, aber gerade als er herein kommt, öffnet sich die Türe und Professor Braun erscheint. Er fragt höflich: „Brauchen Sie irgend etwas?"

Norbert: „Tja, ich heiße Norbert Fischer. Sie haben gerade die Strafrechts-Hausarbeiten zurück gegeben, und meine war nicht dabei."

Professor, leicht ironisch: „Ah ja, ich weiß schon, ich erinnere mich genau an Ihre Arbeit. Es waren ja recht ungewöhnliche Thesen, die Sie da vertreten haben!"

Norbert ist zunächst erschrocken und verunsichert. Er erinnert sich in aber in letzter Sekunde an Ich-Botschaften und Aktives Zuhören und beschließt, nur auf die positiven Möglichkeiten in dem Satz des Professors zu reagieren.

Norbert sagt: *„Stimmt. Ich habe mir gedacht, dass Sie von Ihren Studenten erwarten, auch mal mutig oder unkonventionell zu denken. Deshalb vermute ich, dass Ihnen meine Arbeit gefallen hat?"*

Professor, lachend: „Na, gefallen wäre zu viel gesagt, aber ich fand es schon gut, dass Sie sich was getraut haben, ist ja heute eher selten. Inhaltlich war ich nicht einverstanden mit Ihren Thesen. Auf jeden Fall würde ich mich gerne mal mit Ihnen etwas darüber unterhalten ..."

▒ *Beispiel*:

Frau Olbricht hat seit Jahrzehnten eine blendend geführte Hundepension. Sie ist sehr stolz, dass ihre Hundegäste gesund ernährt werden, viel Auslauf haben und sich offensichtlich bei ihr richtig wohl fühlen. Sie findet es unmöglich, wie manche Hundebesitzer mit ihren Tieren umgehen, vor allem, wie wenig sie auf die Bewegungslust der meisten Hunde eingehen, bloß weil sie selbst zu faul sind (denkt Frau Olbricht!). Sie liebt die Vierbeiner sehr, und es ist ihr ein Anliegen, dass Tiere das kriegen, was sie brauchen. Sie selbst ist superschlank, und so muss auch jeder Hund sein!

Frau Pietsch kommt mit ihrem Mischling Susi mal wieder vor der Hundepension vorgefahren, um Susi verabredungsgemäß für zwei Wochen bei Frau Olbricht zu lassen.

Susi flitzt ins Haus, findet sofort den Weg in den Garten und tollt schon mit den anderen Hunden herum. Nach kurzer Begrüßung von Frau Pietsch wirft Frau Olbricht einen Blick auf Susi im Vorbeisausen und sagt dann: „Die Susi war aber auch schon mal besser in Form!"

Frau Pietsch hört den Vorwurf sehr wohl, kennt aber Frau Olbricht gut genug, und sagt erst mal entspannt: *„Aha, Sie meinen, ich würde nicht oft oder lange genug mit ihr laufen – und das bei Susis Bedürfnis danach, herumzutollen?"*

Frau Olbricht, etwas geniert, dass ihr Vorwurf so offensichtlich war: „Nun, vielleicht ist es ja auch, dass sie zuviel frisst, jetzt wo sie älter ist?"

Frau Pietsch: *„Ach so, Sie machen sich Sorgen, dass Susi vielleicht zu viel wiegt und dadurch Schaden nehmen könnte?"*

Jetzt fühlt sich Frau Olbricht verstanden und sie sagt ganz weich: „Ja, genau, das ist es, wissen Sie, ich habe es eben so oft mit Tieren zu tun, die durch die Behandlung des Menschen krank werden, und das tut mir so weh!" Das wiederum versteht Frau Pietsch wirklich nur zu gut, und gleichzeitig ist sie mit Frau Olbrichts Diagnose nicht einverstanden. Sie war gerade beim Tierarzt (bei einem, den Frau Olbricht empfohlen hatte), und der war vollkommen zufrieden mit Susis Gewicht, Kondition und Gesundheit. Das wird sie nun Frau Olbricht in aller Ruhe erzählen. Sie erinnern sich: Verstanden heißt nicht einverstanden!

▪ *Beispiel*:

Frau Riemann ist seit zwei Jahren Abteilungsleiterin in einer Versicherung. Ihre Abteilung bearbeitet die Schadensfälle der Hausratsversicherungen. Im letzten Jahr ist auch bei ihr – wie überall – an Personal gespart worden, und sie müssen mit wenig Leuten die Masse der Anträge zügig bearbeiten. Zudem ist sie noch für die Auszubildenden zuständig. Sie hat also wirklich jede Menge zu tun. Sie hat ein gutes Verhältnis zu ihren Mitarbeitern, aber es bleibt nie genügend Zeit, um wirklich im Kontakt mit ihnen zu sein. Das bedauert sie zwar sehr, aber sie weiß auch nicht, wie sie das ändern könnte.

Eines Abends um 18.30 Uhr hat Frau Riemann gerade ihren Mantel angezogen, um noch schnell vor Ladenschluss einzukaufen, als einer ihrer Mitarbeiter, Herr Schweitzer, in ihr Büro kommt. Sie seufzt tief („wieder nichts mit dem Einkaufen, der Schweitzer ist immer so langatmig ..."), weist auf einen Sessel und setzt sich auch.

Herr Schweitzer sagt bedächtig: „Frau Riemann, wissen Sie, es ist mir schon klar, wir haben hier alle mächtig viel Arbeit, aber es müsste doch möglich sein, mal ein persönliches Wort miteinander zu wechseln. Und Sie haben ja einfach nie Zeit für uns."

Frau Riemann wartet einen Moment, aber nun schweigt Herr Schweitzer.

Sie sagt: *„Also, Sie sind bedrückt und unzufrieden, weil es hier so sachlich geworden ist, und Sie bräuchten ein bisschen mehr das Gefühl, dass es hier auch um Sie als Menschen und nicht nur um Ihre Leistung geht?"*

Herr Schweitzer schluckt erleichtert und sagt: „Ja, genau, wissen Sie, wenn hier jemand ein richtiges Problem hat, dann will es niemand wissen, obwohl es vielleicht ganz wichtig wäre."

Frau Riemann tastet sich vorsichtig in die Welt von Herrn Schweitzer: *„Sie meinen, vor allem ich sollte es wissen, wenn jemand ein richtig schlimmes Problem hätte?"*

Herr Schweitzer: „Ja, Sie sind doch die Leiterin dieser Abteilung, und ich muss einfach etwas loswerden, was mich so beschäftigt und was mich ganz krank macht."

Nun ist Frau Riemann alarmiert, gleichzeitig weiß sie, dass sie dringend noch einkaufen muss. Also kann sie jetzt kein wichtiges Gespräch führen.

Sie sagt: „Herr Schweitzer, ich danke Ihnen vielmals, dass Sie mir vertrauen. Ich muss jetzt etwas Dringendes erledigen, und ich möchte in Ruhe mit Ihnen sprechen. Könnten wir uns für morgen um 8.30 Uhr verabreden, dann habe ich besser Zeit? Am besten im Besprechungsraum, da sind wir ganz ungestört. Wäre das möglich?"

Herr Schweitzer ist erleichtert. Jetzt weiß er, dass sein Anliegen, mit Frau Riemann zu sprechen, angekommen ist. Mehr braucht er heute nicht.

Das Gespräch hat wahrscheinlich etwa fünf Minuten gedauert – sehr wertvolle fünf Minuten!

▩ *Beispiel*:

Thea ist Medizinstudentin im achten Semester. Sie muss richtig viel lernen und hat sehr wenig freie Zeit. Sie hat bisher mit dem alten Computer ihres Bruders gearbeitet, der hat für ihre Bedürfnisse völlig ausgereicht.

Nun aber muss sie eine Arbeit mit schwierigen Graphiken und Statistiken schreiben. Sie überlegt, wie sie das machen könnte, realisiert, dass ihr PC dafür zu langsam ist und denkt über einen neuen nach.

Sie fragt ihre Freunde um Rat und dabei stellt sich heraus, dass Roland am meisten Ahnung von diesen Dingen hat. Er macht ihr alle möglichen Vorschläge, und schließlich bestellt er ihr das Modell, das er für geeignet hält.

Der PC kommt, Roland installiert ihn für sie, und dann beginnt das Drama. Ein Teil ihrer schon geschriebenen Arbeit ist plötzlich verschwunden. Sie drückt alle möglichen Knöpfe, dann gibt der PC seinen Geist ganz auf. Thea gerät in Panik. Roland ist zum Skifahren und sie kann ihm nur auf die Mailbox sprechen, alle anderen Freunde sind auch nicht zu erreichen, und die Zeit drängt.

Endlich ruft Roland an, und Thea überfällt ihn ziemlich sofort mit den Worten:

„Der Computer ist kaputt – ich sag's dir, Roland, da hast du mir wirklich einen ziemlichen Mist empfohlen!"

Roland spürt Theas Panik und sagt: *„Thea, wie furchtbar, wo du doch so darauf angewiesen bist, dass alles klappt! Du bist sicher in Panik?"*

Thea hat eigentlich erwartet, dass er sich verteidigt oder ihr unterstellt, den Computer falsch behandelt zu haben (was auch sein könnte!).

Schon etwas ruhiger sagt sie: „Das kannst du aber glauben! Ich bin fast geplatzt vor Wut und Frustration, keiner war da, ich war total hilflos."

Roland: *„Ja, ja und dann hast du voll Zorn gedacht, wenn man den Roland einmal braucht, ist er nicht da und amüsiert sich stattdessen beim Skifahren!"*

Thea, lacht befreit: „Du sagst es, ich habe dich zum Teufel gewünscht und dir die ganze Schuld gegeben, obwohl ich wusste, dass du nichts dafür kannst!"

Was wäre gewesen, wenn Roland zum Beispiel gleich am Anfang gesagt hätte: „Stell dich nicht so an, Thea, ich sitze doch nicht in einem nagelneuen Computer drin. Wenn der nicht in Ordnung ist, kann ich doch nichts dafür."?

Wir vermuten, es hätte ein unerfreuliches Gespräch werden können.

Übung

Bitte entscheiden Sie, welche der Interventionen Sie als konstruktiv empfinden:

1. **„Ich bin heute richtig zufrieden mit mir. Ich habe schon lange nicht mehr so viel an einem Tag geschafft."**
   a) „Pass bloß auf, dass du dich nicht überforderst!"
   b) „Wenn du dich besser organisieren würdest, könntest du das jeden Tag haben."
   c) „Und jetzt freust du dich darüber, wozu du alles fähig bist?"
   d) „So ein Tag tut gut, nicht wahr?"

2. **„Ich habe jetzt länger als vier Wochen an diesem tollen Projekt gearbeitet, da kommt heute mein Chef und sagt, der Rudi übernimmt meinen Teil! Und ich soll ein neues Projekt anfangen."**
   a) „Das hätte dein Chef dir nun wirklich früher sagen können!"
   b) „Und jetzt bist du enttäuscht, dass du nicht mitkriegst, wie das Projekt ankommt?"
   c) „Das ist ja das Letzte, wie die euch behandeln in dieser Firma!"
   d) „Du hättest dich doch auch weigern können!"

3. **„Ich finde Ulla so unmöglich in ihrer hochmütigen, blasierten Art".**
   a) „Du sollst nicht über Andere in deren Abwesenheit lästern!"
   b) „Du findest, sie sollte mehr auf andere Menschen zugehen?"
   c) „Wahrscheinlich bewunderst du sie insgeheim?"
   d) „Irgendetwas an ihrem Verhalten scheint dich gekränkt zu haben?"

4. **„Ich bin ja gar nicht grundsätzlich gegen ein neues Konzept, aber ich finde, wir sollten nicht allen neuen Ideen so kritiklos folgen."**
   a) „Sie meinen, wir sollten es auf jeden Fall mit dem alten Vorgehen gründlich vergleichen?"

b) „Seien Sie doch nicht so zögerlich, mit Ihrer Geisteshaltung kann sich ja nie etwas bewegen."
c) „Es ärgert Sie, dass neue Ideen automatisch als etwas Besseres angesehen werden?"
d) „Zu allem Neuen sagen Sie erst mal ‚Nein', das ist wirklich nicht sehr förderlich in einem Team".

5. „Wissen Sie, ich habe mir ja schon gedacht, dass Herr Wehner befördert wird, aber dass ich als Teamleiter es als Letzter erfahre, finde ich sehr befremdlich!"
a) „Das ist nun mal geschehen, machen Sie sich keine weiteren Gedanken darüber!"
b) „Bei Ihrer Einstellung zu Herrn Wehner ist das doch nur natürlich, dass Sie nicht gefragt wurden!"
c) „Sie finden, Sie haben als Teamleiter ein Recht darauf, in solche Entscheidungen mit eingebunden zu werden?"
d) „Jetzt sind Sie beleidigt, wie?"

6. „Wie kann man nur ein so liebloses Verhältnis zu seiner Familie haben wie meine Schwester, das belastet ja uns alle."
a) „Du hast gut reden, du warst ja schon immer Mutters Liebling."
b) „Du fragst dich, wie das passieren konnte und hättest gerne, dass sie mal Frieden mit der Familie macht?"
c) „Wenn ich du wäre, würde ich mal mit ihr reden."
d) „Lass sie doch, es kann dir doch egal sein, solange du mit deiner Familie gut zurecht kommst."

7. „Wann gedenkst du, deine Enkel mal wieder zu sehen – sie wissen schon kaum mehr, dass sie eine Großmutter haben."
a) „Du findest, ich kümmere mich nicht genug um deine Kinder und das macht dich traurig?"
b) „Tja, ich bin eben in den nächsten Wochen wieder verreist, sag ihnen das."
c) „Wie kommst du dazu, mir Vorwürfe zu machen, ich komme schon, wenn ich Zeit habe."
d) „Geht es dir um dich oder wirklich um die Kinder, ich habe da meine Zweifel!"

8. „Wissen Sie, Herr Arnold, ich bin gerne in dieser Firma, obwohl ich nicht sagen kann, dass ich mein Wissen hier voll einbringen kann."

a) „Sie würden also gerne zeigen, was in Ihnen steckt?"

b) „Nun warten Sie mal ein bisschen ab, junger Mann, zeigen Sie, dass Sie sich einordnen können und dann wird das schon."

c) „Sie möchten wohl gleich der Boss sein, so funktioniert das aber nicht im wirklichen Leben."

d) „Toll, endlich mal einer, der Selbstbewusstsein hat und der sich traut, Verantwortung zu übernehmen."

Auch Aktives Zuhören hat seine Grenzen

Sie können sich noch so sehr bemühen und sich mit ganzem Herzen und wachem Verstand ihrem Gegenüber zuwenden, manchmal kommen Sie doch nicht weiter. Dann herrscht auf der anderen Seite wirklicher Widerstand.

Wichtig: Die Arbeit am Widerstand geht der Arbeit am Inhalt voraus.

Aus Ihnen nicht bekannten Gründen, die Ihrem Gesprächspartner aber durchaus plausibel erscheinen können, möchte er, jedenfalls jetzt, keine Klärung herbeiführen. Manchmal kann er es auch einfach nicht. Denken Sie an eine bockige 13-Jährige, die mit ihrem Widerstand einerseits kreuzunglücklich ist, andererseits aber keine Verhandlungsmöglichkeit sieht, die in ihrem Wertesystem nicht mit Gesichtsverlust verbunden wäre. Es könnte außerdem sein, dass SIE in dieser Frage überhaupt nicht weiterkommen, weil SIE als Mutter, Vater, oder Lehrerin genau nicht diejenigen sind, denen das Kind sich öffnen möchte.

Solcher Widerstand kommt bei Jugendlichen recht häufig vor, und dort kann man ihn oft schon im Vorfeld erahnen. Bei Erwachsenen können die Gründe für starken Widerstand ganz unterschiedlich sein, aber meist sind sie grob einer von vier Kategorien zuzuordnen.

Ihr Gegenüber

- denkt, Sie seien einfach *neugierig*.
- findet den *Zeitpunkt* unpassend oder will im Augenblick einfach seine Ruhe haben.
- *vertraut* Ihnen nicht.
- ist sich *unsicher*, was dabei herauskommen könnte.

Ebenso unterschiedlich müssen die Reaktionen auf diesen Widerstand sein, wenn er nicht noch anwachsen soll.

Neugier: Prüfen Sie gewissenhaft, ob reine Neugier im Spiel ist, oder ob Sie tatsächlich von echtem innerem Interesse geleitet waren.

Zeitpunkt: Benennen Sie das Ruhebedürfnis oder die anderen Prioritäten (ohne zu schmollen) und fragen Sie, wann ein guter Zeitpunkt für ein Gespräch wäre.

Vertrauen: Benennen Sie das mangelnde Vertrauen (ohne beleidigt zu sein!), und bieten Sie Ihre fortbestehende Gesprächsbereitschaft an.

Unsicherheit: Halten Sie mit ihren Vermutungen (es ist ihm peinlich, er ist noch nicht soweit, er hat Angst, er schämt sich, er will da nicht hinsehen usw.) hinter dem Berg. Diese Form von psychologisierenden Interpretationen des Verhaltens werden meist sehr ungern gehört. Sagen Sie stattdessen nur: „Gut, ich stehe zur Verfügung, falls du darüber sprechen möchtest."

■ *Beispiel für Neugier*:

Ines und Johann sind lose befreundet. Sie gehen immer mal wieder zusammen ins Kino, machen eine Fahrradtour oder spielen mit einem befreundeten Paar Bridge. Vor kurzem hat Johann eine Frau kennen gelernt, die ihm gut gefällt, Annika. Sie waren schon ein paar Mal miteinander essen, und immer hat Johann sofort Ines berichtet, wie es war. Sie nimmt regen Anteil an dem Geschehen, so ein bisschen unterschwellig eifersüchtig ist sie aber doch. Das zeigt sie aber nicht. Sie hat Bedenken, dass Johann ihr dann nichts mehr erzählt.

Gestern hat er sie angerufen und ihr von seinem Frühstück mit Annika erzählt.

Sie waren in einem kleinen Lokal in Schwabing und in ein gutes Gespräch vertieft, als mehrere von Johanns Freunden kamen. Nach Johanns Schilderung verstummte Annika schlagartig und beteiligte sich überhaupt nicht mehr an der Unterhaltung. Ines findet das sehr spannend – sie möchte alles erfahren.

Sie sagt ganz schnell: *„Und du ärgerst dich, dass sie so unbeholfen war, weil du dir von einer Frau ein bisschen mehr Gewandtheit erwartest und keinen stummen Fisch."*

Johann, etwas irritiert, weil er so viel Analyse gar nicht will, sagt nur: „Ach, naja, das weiß ich gar nicht so genau."

Ines hakt nach – sie möchte es zu gerne wissen: *„Wahrscheinlich fragst du dich jetzt auch, ob sie immer so ist, so schüchtern und scheu."*

Nun reicht es Johann: „Könntest du deinen Wissensdurst bitte woanders stillen. Ich sag dir schon, wenn es etwas Interessantes gibt."

Ines ist völlig über das Ziel hinaus geschossen. Zugewandt war sie im Wesentlichen sich selbst und ihrer Neugier – prompt ist es schiefgegangen.

▪ *Beispiel für den falschen Zeitpunkt*:

Herr Kramer ist seit einem Jahr Witwer und nun allein erziehender Vater des 15-jährigen Lukas. Das klappt ganz gut, weil Lukas nach der Schule zu den Großeltern gehen kann. Zum Abendessen kommt er dann nach Hause. An diesem Dienstag gestaltet sich seine Ankunft gleichermaßen lautstark wie wortkarg. Seine Sachen fliegen auf die Treppe, er greift sich aus dem Kühlschrank eine Limo und setzt sich mit angewidertem Gesichtsausdruck an den Tisch.

Herr Kramer fragt sich, was wohl los ist, und sagt teilnahmsvoll: *„Na, Lukas, sieht ja nicht nach einem wirklich tollen Tag aus."*

Lukas antwortet gereizt: „Nee, wirklich nicht! Und manchmal frage ich mich auch, ob ich die Schule nicht einfach hinschmeißen soll!"

Herr Kramer ist höchst alarmiert, versucht aber zu verstehen, worum es Lukas geht: „Du hast manchmal das Gefühl, die Schule wäre dir einerseits zu langweilig und andererseits zu stressig, und du bist dir nicht sicher, dass sich der ganze Aufwand lohnt."

Lukas wendet sich ab und schüttelt sich ein wenig: „Ja, aber ich habe jetzt keine Lust darüber zu sprechen. Ich will heute Abend nur noch fernsehen und abschalten."

Herr Kramer: „Okay. Das braucht man auch manchmal. Lass mich einfach wissen, wann du mal grundsätzlich über die Schule reden willst. Ich fände es gut, wenn das in den nächsten Tagen wäre, spätestens Freitag. Können wir uns darauf einigen?"

Herr Kramer ist natürlich ziemlich unzufrieden, weil er mehr über Lukas Gedanken und Gefühle wissen möchte, ist aber klug genug zu wissen, dass ein Gespräch mit Lukas in seiner augenblicklichen Gemütsverfassung vermutlich ziemlich unergiebig wäre.

▪ *Beispiel für mangelndes Vertrauen*:

Sybille und Vera sind Kolleginnen in einer großen Redaktion. Sie arbeiten an sehr unterschiedlichen Aufgaben und haben beruflich nicht besonders viel miteinander zu tun, aber durch ihre gemeinsame Begeisterung fürs Kino haben sie sich schnell angefreundet. Sie treffen sich oft zum Mittagessen in der Kantine, schauen sich mindestens jeden zweiten Montag abends gemeinsam einen Film an und gehen dann noch zusammen ein Glas Wein trinken.

Am Dienstag vor einer Woche hat eine andere Kollegin Sybille erzählt, dass Vera sich ziemlich abfällig über eine Reportage geäußert hätte, auf die Sybille viel Mühe verwendet hatte. Sybille ist entsetzt, verwirrt, verärgert und weiß auch nicht so recht, ob sie das glauben soll oder nicht. Ein paar Tage ist sie Vera einfach ausgewichen, aber nun ist wieder ihr Kinotag.

Als sie beim Wein sitzen, spürt Vera, dass etwas nicht stimmt und sucht ein Gespräch: „Mensch, Sybille, was ist denn los? Dir muss ja wirklich eine Laus über die Leber gelaufen sein. So kenne ich dich gar nicht."

Sybille erschrickt, weil sie sich nichts anmerken lassen wollte: „Tja, weißt du, mir geht da zur Zeit so Einiges durch den Kopf ..." Vera versucht, sich in Sybille hineinzudenken und stellt ihre eigenen Gefühle zurück: „Und du weißt nicht so genau, ob du darüber schon sprechen willst."

Sybille. „Es geht nicht darum, wann ich es tue, sondern ob ich überhaupt mit dir darüber sprechen will."

Vera, nun doch etwas enttäuscht: „Ach so. Du bist dir nicht sicher, ob ich die richtige Gesprächspartnerin dafür bin."

Sybille: „So ist es. Und mehr möchte ich dazu eigentlich auch nicht sagen."

Vera: „Das tut mir leid. Ich hatte das Gefühl, dass wir uns schon ziemlich nah gekommen waren. Aber ich respektiere das natürlich. Und falls du deine Meinung ändern solltest, bin ich für dich da."

In dieser Situation hatte Vera keine andere Wahl, als sich damit zufrieden zu geben. Zugleich hat sie signalisiert, dass ihre Tür offen bleibt.

▪ *Beispiel für Unsicherheit*:

Rebecca, 35, hat vor drei Jahren Alexander geheiratet. Es gab eine fröhliche Riesenhochzeit. Die beiden galten und gelten im gesamten Freiburger Freundeskreis als Traumpaar. Rebecca arbeitet weiterhin für einen Verlag – bis eventuell mal ein Baby kommt.

Sie hat noch aus Studientagen in Heidelberg eine gute Freundin, Brigitte. Die Beiden haben schon damals viel Blödsinn miteinander angestellt, aber auch immer wieder lange Gespräche über das Leben geführt.

Brigitte macht inzwischen erfolgreich Seminare für gestresste Manager, meist Männer. Da kriegt sie natürlich auch viel von deren Leben mit, und so hat sie schon lange begriffen, wie viele verdeckte Unsicherheiten es in Beziehungen geben kann.

Gerade war sie für einen Auftrag ein paar Tage in Hamburg. Spontan fährt sie auf dem Heimweg gleich bei Rebecca vorbei. Ein Blick auf die Freundin, und Brigitte spürt, dass irgend etwas nicht stimmt. Rebecca ist perfekt gestylt, wie immer, aber irgendwie fehlt der Glanz in ihren Augen, und sie wirkt bedrückt. Brigitte plaudert erst ein bisschen dahin und sagt dann ernst: „Sag mal, Rebecca, du wirkst bedrückt, fehlt dir was?"

Rebecca schüttelt erst den Kopf, sagt dann aber: „Also, du bist ja wirklich meine beste Freundin, und wenn ich mit dir nicht darüber rede, mit wem dann? Alexander und ich streiten uns seit einer Woche immer wieder, wegen Kleinigkeiten – so sieht es jedenfalls oberflächlich aus." Pause.

Brigitte, ganz vorsichtig: „Und du bist beunruhigt, weil du vermutest, dass hinter diesen „kleinen" Streitereien etwas viel Wichtigeres stecken könnte?"

Rebecca: „Mhm, das befürchte ich, aber ich weiß nicht, was es sein könnte. Und ich soll jetzt für zwei Wochen mit meinem Chef in die USA fahren zu unserem Partnerverlag – wegen der Kooperationen für die Bildbände. Stell' dir vor, was für eine Chance – aber mit diesem diffusen Gefühl will ich einfach nicht fahren."

Brigitte wagt sich ziemlich weit vor: „Und du bist sicher, dass Alexander damit gut zurecht kommt, dass du so einen Riesenerfolg hast und noch dazu mit deinem doch sehr charismatischen Chef?"

Rebecca, ziemlich irritiert: „Aber Brigitte, wo denkst du hin, wir haben uns doch geschworen, uns gegenseitig zu unterstützen und uns keine Steine in den Weg zu legen. So ist Alexander nicht. Nein, nein, es muss etwas anderes sein, aber was?"

Brigitte gibt nicht auf: „Du meinst, du kannst und willst dir im Augenblick nicht vorstellen, dass Alexander in Hinsicht auf deine Karriere und eure Gleichberechtigung vielleicht doch nicht so gelassen ist, wie du es dir wünscht."

Rebecca, nun schon sehr gereizt: „Jetzt reicht es aber mit deinen Analysen!"

Brigitte bleibt nichts als ein geordneter Rückzug. Rebecca sind ihre diffusen Ängste immer noch lieber als der Gedanke, manches grundsätzlich in Frage stellen zu müssen.

11. Fragen

Wer fragt wen wann was – und wozu?

Es war einmal ein junger Mönch, der war den irdischen Genüssen des Lebens nicht abgeneigt. Wenn ihm Wein erlaubt war, dann trank er gern davon, und wenn es ein Festmahl gab, dann schlemmte er mit Freuden. Eines Tages wurde der Mönch von dem großen Kloster, in dem er bisher gelebt und gearbeitet hatte, in ein kleineres Kloster weit hinter den Bergen versetzt. Als er am ersten Abend zum Gebet in der Kapelle erschien, sah er den Abt beim Gebet – gemütlich eine Zigarre schmauchend. Verwundert fragte er ihn: „Gefällt es Gott, was du da treibst?" Der Abt antwortete schelmisch aber im Brustton der Überzeugung: „Oh ja, aber du musst vorher um Erlaubnis fragen. ER wird sie dir schon geben."

Noch in der selben Nacht richtete der Mönch seine Frage an Gott, aber er hatte sie kaum gesprochen, da durchfuhr es seinen Körper heiß, sein Magen krampfte sich zusammen, und seine Lider begannen wild zu flackern. Die Antwort war eindeutig „Nein".

Den ganzen Tag grübelte er, besonders wenn er den Abt mit der Zigarre in der Kapelle antraf. Warum war dem erlaubt, was Gott ihm selbst so deutlich verweigert hatte? Schließlich nahm er seinen Mut zusammen und sprach den Älteren noch einmal an.

Der aber erkundigte sich nur: „Was hast du Gott gefragt?"

„Nun", antwortete der Mönch, „ich habe ihn gefragt, ob ich beim Beten rauchen darf."

„Das hast du falsch gemacht", erwiderte der Abt. „Du musst fragen, ob du beim Rauchen beten darfst!"

Diese Geschichte zeigt, dass man Fragen gar nicht präzise genug stellen kann. Fragen sind für jeden Gedankenaustausch ein wunderbares Instrument.

Sie erschließen Antworten, die die Meinungen, die Ansichten oder Absichten, die Kenntnisse und die Vorstellungen unserer Gesprächspartner verdeutlichen.

Gute Fragen können
- Mut machen, genauer hinzuschauen;
- ein Thema begrenzen oder erweitern;
- strukturieren, verallgemeinern oder konkretisieren;
- Schwerpunkte setzen und das Gespräch in eine bestimmte Richtung lenken;
- Klarheit verschaffen;
- zu mehr Kenntnis verhelfen;
- einen Perspektivenwechsel herbeiführen;
- Missverständnisse beseitigen;
- Verständnis und Nähe herstellen.

„Wer fragt, der führt", heißt es nicht umsonst. Wenn Fragen tatsächlich zu Antworten führen sollen, die für den Gedankenaustausch, die Meinungsbildung oder den Aufbau von Verständnis zuträglich sind, muss der Fragende vor allem sehr genau hinhören.

Es gibt zwei große Kategorien von Fragen:
- offene Fragen
- geschlossene Fragen

Geschlossene Fragen machen dann Sinn, wenn Sie etwas ganz Konkretes erfahren, sachliche Informationen oder Zusammenhänge erkunden oder eine präzise Aussage erhalten wollen.

JA oder NEIN sind typische Antworten auf geschlossene Fragen. Zu erkennen ist diese Art von Fragen oft an den Anfangsworten: WER, WANN, WO, WIE OFT.

▪ *Beispiele*:

Hast du Lust, mit mir heute Abend ins Theater zu gehen?
Wollen wir noch einen Wein trinken gehen?
Zu mir oder zu dir?
Wann musst du morgens aus dem Haus?
Wo sehen wir uns wieder?
Liebst du mich?

Wer sucht die Ringe aus?
Wollen wir uns kirchlich trauen lassen?
Was wirst du mir schenken?
Wohin soll die Hochzeitsreise gehen?
Hast du dir das Leben so vorgestellt?
Seit wann läuft es bei uns eigentlich so schief?
Warst du schon mal bei einem Therapeuten?
Ist es dir Ernst mit der Trennung?
Wo ist deine neue Wohnung?
Sehen wir uns jemals wieder?

So kann man von der ersten bis zur letzten gemeinsamen Stunde mit geschlossenen Fragen auskommen. Vielleicht wäre es aber bei diesem Paar gar nicht zur Trennung gekommen, wenn es auch ein paar offene Fragen zur Verfügung gehabt hätte.

Offene Fragen sind ein Angebot an den Gesprächspartner, sich oder seine Anliegen zu erklären. Kluge oder konstruktive offene Fragen sind eine hohe Kunst. Der Fragende braucht Engagement (wenn das fehlt, wird auch der Gesprächspartner nicht in Bewegung kommen), Phantasie (er muss sich vorstellen können, was noch alles im Spiel sein könnte), Orientierung (er muss eine grobe Vorstellung davon haben, worum es geht), Flexibilität (manchmal nehmen Gespräche durch gute Fragen ganz unerwartete Wendungen, die es auszuhalten gilt), Strukturiertheit (besonders, wenn die Befragten zu großer Weitschweifigkeit neigen) und Disziplin (Pausen aushalten zu können, Ah's und Oh's zu erdulden und dabei konzentrierte Aufmerksamkeit zu bewahren).

Offene Fragen erkennen Sie oft an den Anfangsworten: WIE, WELCHE, WOZU, WAS, WARUM.

Wichtig:

Die offene Frage

- gibt dem Gesprächspartner Raum;
- regt den Mitteilungswillen des Gefragten an;
- animiert zum Nachdenken;
- erleichtert das Klären der eigenen Position;
- ist ein Kommunikationsöffner.

▪ *Beispiel*:
(wir bleiben bei demselben Paar)

Wie würde es dir gefallen, heute Abend ins Theater zu gehen?
Was hältst du davon, noch auf ein Glas Wein zu gehen?
Wie wollen wir den Abend beschließen?
Wozu musst du denn morgen so früh aus dem Haus?
Wie findest du die Idee, dass wir uns gleich heute Abend wiedersehen?
Was bedeute ich dir?
Wie fühlst du dich beim Gedanken an die Hochzeit?
Wie könnten wir unsere Hochzeit gestalten?
Was hältst du davon, dass ich dir sage, was ich mir von dir wünsche?
Was fällt dir zum Thema „Flitterwochen" ein?
Was gefällt dir an unserem Zusammenleben und was nicht?
Warum streiten wir eigentlich so schlimm, und was fehlt in unserer Beziehung?
Wie wäre es, wenn wir mal in die „Streitschule" gingen?
Wodurch haben wir eigentlich unsere Schwierigkeiten überwunden?
Was hättest du vermisst, wenn wir uns bei der ersten Durststrecke getrennt hätten?
Viele Jahre später: Was glaubst du, warum sind die ersten Jahre einer Ehe bloß so anstrengend?

Wir gehen davon aus, dass Sie die geschlossenen Fragen perfekt beherrschen. Schließlich wollen und müssen Sie oft sehr präzise Auskünfte einholen. Wenn Sie als Mutter die Absicht haben, Ihre Familie mehr in die Hausarbeit einzubeziehen, werden Sie kaum fragen können, „Wie wäre es, wenn Ihr mir sagen würdet, wer heute eigentlich Einkaufsdienst hat?" Sie wollen einfach wissen, wer dran ist – ohne lange Umschweife oder phantasievolle Ausschmückungen. Aber wie die kleine Fragengeschichte des Paares oben zeigt, können geschlossene Fragen auch sehr einengend sein. Darum hier nun eine Gelegenheit zum Üben.

Übung

Verwandeln Sie die geschlossenen Fragen auf dieser Liste in offene Fragen. Sie werden merken, wie weit sie damit den Kommunikationsraum öffnen:

Beispiel: Gefällt Ihnen dieser Vorschlag? (Die Antwort darauf könnte nur JA oder NEIN lauten.
Fragen Sie stattdessen: Wie gefällt Ihnen dieser Vorschlag?

Können Sie dieses Projekt so akzeptieren?
Gehst du gern in die Oper?
Hast du noch Kontakt zu den früheren Kollegen?
Warst du schon mal im Ausland?
Kommen Sie direkt zur Sitzung?
Bevorzugen Sie auch die kalifornischen Weine?
Haben Sie schon das neue Buch von Günter Grass gelesen?
Kommen Sie mit zwei Wochen Urlaub aus?
Meinst du wirklich, dass dein Sohn noch einen Babysitter braucht?
Soll das schon die endgültige Form des Projekts sein?
Willst du mich wieder sehen?
Soll ich den blauen Mantel anziehen?
Gibt es einen Grund dafür, dass Sie so spät kommen?
Geht ihr im Sommer wandern?
Können Sie diesem Vorschlag zustimmen?

Und – offene Frage – was wäre an den Antworten, die Sie auf Ihre neu formulierten Fragen bekommen würden, ganz anders und viel spannender?

12. Feedback

Wie ICH sehe, was DU tust

Herr Eder und Frau Hertel arbeiten zusammen in einer großen Steuerkanzlei. Herr Eder ist schon länger da, Frau Hertel ist seit drei Monaten aus dem Erziehungsjahr zurück. Sie macht deswegen einen Kurs für Wiedereinsteiger im Computerbereich. Herr Eder hat am Wochenende in einem Fachblatt gelesen, dass sich Kollegen immer mal wieder Feedback (Rückmeldung) geben sollten. Die Idee hat ihm sofort eingeleuchtet, und gleich am Montag Vormittag hat er Frau Hertel im Detail verkündet, was er von ihren Computerkünsten hält. Unter anderem hat er ihr vorgeschlagen, sie könnte doch mal einen Kurs an der Frauen-Computerschule belegen, dann würde sie es vielleicht besser lernen als in einer gemischten Klasse.

Zu seiner großen Überraschung ist Frau Hertel gar nicht so glücklich wie die im Fachblatt beschriebenen Kollegen. Im Gegenteil: Sie ist stinkbeleidigt.

Was ist schief gelaufen?

Herr Eder hat leider den Artikel nicht zu Ende gelesen, weil seine kleine Tochter mittendrin ein Glas Orangensaft über die Zeitschrift gekippt hat. Was er verpasst hat:

Feedback ist nur dann legitim und sinnvoll, wenn man dem Anderen dadurch Entwicklungsmöglichkeiten aufzeigen oder ihn vor Schaden bewahren will.

Feedback muss erwünscht sein. (In hierarchischen Situationen gilt das allerdings oft als vorausgesetzt.)

Feedback muss zu einem Zeitpunkt kommen, mit dem beide einverstanden sind.

Wer Feedback gibt, beschreibt einem Menschen, wie seine Aussagen, Verhaltensweisen, Handlungen oder Leistungen von anderen wahrgenommen, erlebt, empfunden und verstanden werden.

Feedback bezieht sich auf konkretes Geschehen und klar zu benennende Verhaltensweisen oder Äußerungen. (Du hast gesagt oder getan ...) Rückmeldung = Wiedergabe des Beobachteten oder Wahrgenommenen, nicht Kritik an der Person.

Feedback kann die Sachebene oder die Beziehungsebene betreffen.

Feedback erfolgt weitgehend in Ich-Botschaften. (Seien Sie sich darüber im Klaren, dass es sich, was immer Sie sagen, um Ihre subjektive Wahrnehmung handelt.)

Feedback kann sich sowohl auf zuträgliche wie auf abträgliche Verhaltensweisen, Äußerungen und Leistungen beziehen.

Feedback kann Anregungen zur Verbesserung der Situation beinhalten, aber keine Ratschläge (also nicht „du solltest, du müsstest, warum machst du nicht“).

Herr Eder wäre also zunächst aufgerufen, Selbstklärung zu betreiben und zu ergründen, ob er Frau Hertel eigentlich nur eins auswischen will, weil er gerade eine Wut auf sie hat, oder ob er wirklich an ihrer fachlichen Entwicklung interessiert ist. (Falls er wütend ist, zurück zu S. 23). Ansonsten könnte er so vorgehen:

■ *Beispiel*:

Herr Eder: „Frau Hertel, ich würde Ihnen gern sagen, was mir an unserer Zusammenarbeit auffällt. Ich denke, das könnte für uns beide hilfreich sein. Haben Sie dafür einen Moment Zeit?“

Frau Hertel stimmt leicht erstaunt, aber ein bisschen misstrauisch zu.

Herr Eder: „In der letzten Woche sind Sie mehrfach mit den neuen Programmen für die Umsatzsteuererklärungen nicht zurecht gekommen. Sie haben darüber furchtbar geschimpft und gesagt: „So was kann sich auch nur ein Mann ausgedacht haben“. Meine Hilfsangebote haben Sie abgelehnt. Ich habe gehört, wie Sie dann Ihre Schwester angerufen haben, die Sie da durch gelotst hat. Natürlich hat das alles viel Zeit gebraucht. Ich sehe, dass sich nun auf Ihrem Schreibtisch so einiges stapelt. Sie haben schon oft gesagt, dass Sie wegen Ihres Kindes keine Überstunden machen können, also denke ich mir, dass Sie ganz schön unter Druck kommen. Und so wirken Sie dann auch auf mich, einfach leicht reizbar. Ich weiß ja, dass Sie viel Wert auf akkurate und sorgfältige Arbeit legen, und daher kommt es für Sie natürlich nicht in Frage, die Rückstände mal so schnell, schnell abzuarbeiten. Ich frage mich, ob Sie eigentlich wissen, dass unsere Firma auch eine Vereinbarung mit der Frauen-Computerschule hat. Vielleicht wäre Ihnen das lieber als der Kurs, den Sie jetzt machen, denke ich mir."

Frau Hertel spürt, dass Herr Eder ihr wirklich helfen will, sie fühlt sich respektvoll behandelt und bedankt sich für sein Mitdenken.

■ *Beispiel*:

Eine der norddeutschen Filialen eines großen Kaufhauskonzerns feiert demnächst ihr 20-jähriges Bestehen an diesem Ort. Der Geschäftsführer, Herr Zink, möchte dieses Ereignis unbedingt mit etwas Lokalkolorit begehen, nicht nur mit den üblichen Jubiläumsangeboten. Ihm schweben also Ausstellungen von örtlichen Kunsthandwerkern, Auftritte von Musikern aller Richtungen, Infostände der Vereine usw. vor: Eine Einbindung des Kaufhauses in das sonstige Leben der Stadt.

Herr Zink ist ein sehr realistischer Mann, und deswegen geht er von vorn herein davon aus, dass sein Mitarbeiterstab bei allem guten Willen mit der Organisation eines solchen Events überfordert wäre. Wie der Zufall so spielt, lernt er genau in der Zeit eine junge Dame kennen, die sich mit einer Service-Agentur für Feste und Feiern selbständig macht: Frau Rosner.

Herr Zink bestellt Frau Rosner in sein Büro, und tatsächlich legt sie ihm einen fabelhaften Ideenkatalog vor. Man wird sich schnell einig. Herr Zink legt alles in die Hände der zwar resolut und kreativ erscheinenden, aber doch noch sehr unerfahrenen Frau Rosner. Je näher das Ereignis rückt, desto mulmiger wird ihm manchmal ob seiner Entscheidung, aber nun kann er ohnehin nichts mehr ändern. Zum Glück läuft alles wie am Schnürchen. Herrn Zinks Erwartungen werden eher übertroffen, und die Zentrale zeigt sich hoch erfreut über seine Initiative. Als erfolgreicher Manager weiß Herr Zink, dass es nun Zeit ist, Frau Rosner nicht nur zu loben, sondern ihr ein detailliertes Feedback zu geben.

Herr Zink: „Frau Rosner, schön, dass Sie heute gleich Zeit haben. Ich möchte Ihnen gern eine Rückmeldung zu diesem ganzen Ereignis und zu Ihrem Auftrag geben. Ich gehe mal davon aus, dass Sie damit einverstanden sind, dass ich Ihnen ganz präzise sage, wie was bei mir angekommen ist."

Frau Rosner nickt. Ein bisschen beklemmt ist sie schon, weil sie ja nicht weiß, ob Herr Zink weiß, wie viele Sachen fast schief gelaufen wären, und wie viel Improvisationstalent sie gebraucht hat, damit alles klappt.

Herr Zink: „Zunächst möchte ich mich bei Ihnen bedanken. Sie haben dieses Jubiläum durch Ihren Einsatz zu genau dem gemacht, was mir vorgeschwebt hat. Dazu hat sicher beigetragen, dass Sie sehr gut zugehört haben, als ich meine Vorstellungen dargelegt habe.

Die Art, in der Sie dabei Ihre Notizen gemacht haben, war für mich sehr vertrauenerweckend, weil auf Ihrem Blatt gleich alles so wohl sortiert erschien, was in meinem Kopf noch etwas ungeordnet war.

Tja, und wenn Sie Änderungswünsche oder andere Vorstellungen hatten, haben Sie sie immer für mich überzeugend begründen können. Mindestens so wichtig war für mich, dass Sie auch mit Ablehnung auf meiner Seite gelassen umgehen konnten. Das hat mir den Eindruck vermittelt, dass Sie tatsächlich den Service-Gedanken begriffen haben. Das ist ein kostbarer Baustein für Ihre berufliche Zukunft, und ich möchte Sie gern ermuntern, diese Geisteshaltung auch Ihren Hilfskräften noch näher zu bringen.

Ganz bemerkenswert fand ich übrigens, wie Sie mit dem vollkommen natürlichen Misstrauen meiner Mitarbeiter hier im Hause umgegangen sind. Ich darf Ihnen berichten, dass heute auch diejenigen, die am Anfang wirklich sehr skeptisch bis ablehnend eingestellt waren, von Ihrer Arbeit angetan sind. Das liegt vornehmlich natürlich an der Tatsache, dass alles erfolgreich verlaufen ist, aber auch ganz wesentlich an Ihrer stets rücksichtsvollen und leise humorvollen Kommunikation.

Zu Ihrer Abrechnung: Die war sehr detailliert. Für meinen persönlichen Bedarf sogar zu detailliert. Daran habe ich gemerkt, dass es für Sie der erste Auftrag in dieser Größenordnung war.

Falls sich in diesem Hause Gelegenheit für ein weiteres Engagement fände, dürfen Sie getrost auf all die Einzelbelege verzichten – wir setzen diesen Betrag in der Buchhaltung pauschal als Unkosten ein.

Ich habe ausreichend Phantasie, um mir vorzustellen, dass gerade die Aktion mit den Infoständen der Vereine sehr nervenaufreibend gewesen sein muss. Dass zum Schluss nur der Hausbesitzerverein mit seinem etwas anstrengenden Vorsitzenden nicht mitgemacht hat, das halte ich für eine Glanzleistung auf Ihrer Seite.

Es kann ja eigentlich kaum anders gewesen sein, als dass Sie zuweilen der Verzweiflung nahe waren, aber wenn wir telefoniert haben, habe ich davon nichts gespürt. Das war sehr angenehm.

Wissen Sie, als wir uns kennen gelernt haben, hatten Sie keinerlei Referenzschreiben. Das war zunächst etwas beunruhigend für mich. Wenn Sie möchten, kann ich Ihnen das, was ich eben gesagt habe, auch schriftlich geben. Ich könnte mir vorstellen, dass Sie es damit bei Ihrem nächsten Auftraggeber leichter haben."

Wow – nun geht es Frau Rosner aber richtig gut! Ein rundes Lob allein hätte sie nicht annähernd so ermutigt wie der klare Hinweis auf Ihre Stärken, denn wie viele selbstkritische Menschen kennt sie selbst ihre Schwächen schon ziemlich gut.

▪ *Beispiel*:

Flora (28) arbeitet seit vier Jahren in einem privaten Kindergarten. Sie findet ihre Arbeit toll, und mit den manchmal etwas schwierigen Eltern kommt sie in ihrer ruhigen Art prächtig zurecht. Bislang waren sie dort ein Team von vier Frauen und Carlo, einem Erzieher. Sie hatten alle untereinander ein sehr harmonisches Verhältnis. Vor vier Wochen kam dann eine neue Kollegin, Zita (38). Zita hat vorher viele Jahre in einem Hort gearbeitet. Sie hat sich vom ersten Tag an bei Carlo unbeliebt gemacht. Ständig macht sie abfällige Bemerkungen über Männer, gibt ihm ungebeten Ratschläge, wie er die Kinder behandeln soll – „aus ihrer Erfahrung" – und sie gibt ihm Anweisungen.

Carlo ist schon ganz in sich zusammen gesunken, traut sich aber nicht, mit ihr zu reden und sich zu wehren. Die Kolleginnen haben schon darüber gesprochen, wie sie es anstellen könnten, Zita wieder los zu werden, weil sie sie richtig als Störenfried empfinden und Carlo ihnen Leid tut. Flora will einen Rettungsversuch wagen und beschließt, Zita zu sagen, was ihr Verhalten auslöst.

Am nächsten Abend sind Flora und Zita zufällig als Letzte im Kindergarten. Das ist die Chance für Flora. Sie geht zu Zita und sagt:

„Zita, hast du einen Augenblick Zeit? Ich möchte etwas mit dir besprechen, was mir richtig unbehaglich ist."

Zita zögert und sagt dann: „Okay, wenn's nicht zu lange dauert."

Flora, freundlich: „Nein, ich glaube nicht. Es ist Unruhe in unserem Team, seit du da bist, und ich möchte dir sagen, was ich bemerkt habe. Ist das für dich in Ordnung?"

Zita: „Tja, wenn's denn sein muss ..."

Flora: „Weißt du, es fällt mir nicht leicht, mit dir darüber zu sprechen, und ich hab's mir auch lange überlegt, aber da ich vermute, dass du keine Ahnung hast, was du auslöst, sag ich's eben jetzt mal. Du hast letzte Woche Carlo mehrere Male ermahnt, die Kinder strenger zu behandeln. Du hast ihm Anweisungen gegeben, die Eltern anzurufen, das neue Spielzeug aufzuräumen, und die Formulare für die Abrechnungen auszufüllen. Und du hast auch Witze über Männer gerissen, in denen die Männer wie Deppen aussahen. All das hat dazu geführt, dass Carlo völlig geknickt und niedergeschlagen ist, sich aber nicht traut, mit dir zu reden, weil er Angst hat, dass du ihn nicht ernst nimmst. Er denkt auch, dass du gegen ihn bist, weil er ein Mann ist. Ich bin ganz sicher, dass du das nicht wolltest, aber wir hatten hier die ganzen Jahre einen sehr partnerschaftlichen, respektvollen Umgang, und wir wollen keine Anweisungen oder Ratschläge. Kannst du mit dem, was ich sage, etwas anfangen?"

Zita, völlig erschüttert: „Ja, aber Flora, das habe ich doch nicht so gemeint, da ist Carlo aber sehr empfindlich! Und ich verstehe gar nicht, warum er vor mir Angst hat."

Flora: „Bitte, Zita, lass' es jetzt mal so stehen. Ich habe dir nur geschildert, was ich wahrgenommen habe, und was es bei Carlo ausgelöst hat. Und wenn du möchtest, könnten wir morgen früh, bevor die Kinder kommen, darüber reden, was getan werden könnte, um eure Beziehung zu bereinigen."

Zita hat das Feedback also nicht ganz angenommen, sondern etwas abgewehrt und Carlo in Abwesenheit angegriffen. Wenn Flora sich darauf eingelassen hätte, mit Zita über das Feedback zu diskutieren, hätte es eventuell zu einer unergiebigen Diskussion kommen können.

■ **Wichtig:**

Erfahrene Feedbackgeber und -nehmer wissen:

- Der Feedbacknehmer darf nur zuhören, nachfragen und klären.
- Er darf nicht argumentieren, sich verteidigen oder Gegenangriffe starten. (Es gibt kein Feedback auf Feedback!)

Übung

Bei diesen Beispielen wurden die Feedback-Regeln nicht ausreichend beachtet. Finden Sie heraus, warum die Gespräche schief gelaufen sind.

Julia (56) liebt gewagte enge Kleider und aus ihrer Sicht aufregende Miniröcke. Nun ist sie eher etwas üppig, und die Kleider kneifen meist an einigen Stellen. Gisela, ihre Nachbarin und Freundin, hört immer wieder, wie die Frauen der Siedlung, in der sie wohnen, sich über Julias Aufzug lustig machen. Das tut ihr weh, weil sie Julia sehr mag und weiß, dass diese sich entsetzlich genieren würde, wenn sie wüsste, wie sie wirkt. Aber offensichtlich weiß sie es eben nicht. Gisela beschließt, es ihr zu sagen.

Gisela: „Hör mal, Julia, ich muss dir mal was sagen. Bitte sei nicht böse auf mich, ich sag's dir auch nur, weil ich nicht will, dass sich die Frauen in unserer Siedlung über dich lustig machen. Deine Klamotten sind einfach unmöglich – viel zu kurz und zu eng und auch zu knallig in den Farben. So kannst du in deinem Alter leider nicht mehr herumlaufen ..."

Welche Feedback-Regeln wurden hier verletzt?

-
-

Übung

Kurt hat zufällig von Freunden gehört, dass Joachim in der Firma Adeco nicht mehr als Referent beschäftigt werden wird, weil er angeblich nicht gut genug vorbereitet war, sich nicht um seine Teilnehmer gekümmert hat, schon öfters zu spät kam, und offensichtlich immer wieder einzelne Damen bevorzugt hat.

Kurt kennt Joachim gut, mag ihn auch grundsätzlich, aber nach seinen eigenen Erfahrungen mit ihm könnte er sich vorstellen, dass an den Vorwürfen etwas dran ist. Er hat sich selbst mal gründlich über Joachim geärgert, als dieser ihm durch „Schlamperei" ein gemeinsames Projekt ruiniert hat.

Ohne weiteres Nachdenken ruft er Joachim an und sagt:
„Du, Joachim, ich habe durch Zufall etwas über dich und deinen letzten Auftrag bei Adeco gehört. Darf ich dir sagen, was dort über dich gesprochen wird? Ich glaube, du solltest das wissen."
Joachim, alarmiert: „Klar, besser ich weiß es, also was ist los?"
Kurt: „Stell dir vor, es heißt, du bekämest dort nie wieder einen Job. Sie sagen, du hättest schlampig gearbeitet und seiest unzuverlässig."
Joachim, völlig verstört: „Das kann doch nicht wahr sein! Damit kann ich gar nichts anfangen! Was genau soll ich denn falsch gemacht haben? So eine Gemeinheit! Wieso hast du denn nicht nachgefragt, was die präzisen Vorwürfe sind?"
Kurt ist nun sauer: „Jetzt wollte ich dir helfen, und stattdessen fällst du über mich her."
Kurt kann nicht fassen, warum sein Feedback so schief ging. Hätte er die Feedback-Regeln gekannt oder beherzigt, hätte er es wohl etwas anders angegangen.

Welche Feedbackregeln wurden hier verletzt?

-
-

■ **Wichtig:**

Die positiven Wirkungen guten Feedbacks sind:

- Feedback macht deutlich, welche Auswirkungen unsere Worte und Taten haben.
- Feedback gibt uns die Chance, unser Verhalten zu korrigieren, zu verstärken, zu verändern oder zu erweitern.
- Feedback wirft Licht auf unsere blinden Flecken.

Übung

- Nun könnten Sie Feedback als Trockenübung mit Menschen aus Ihrem eigenen Umfeld machen. Wessen Verhalten, welche Äußerungen, welche Leistungen haben Sie in letzter Zeit besonders gefreut oder gestört? Geben Sie diesen Menschen ausführlich Rückmeldung – zunächst nur im Geiste – und dann vielleicht auch real?

13. Verhandeln bis der weiße Rauch aufsteigt

Wie schaffe ich Kooperationslust?

Ein regnerisch kalter Samstagmorgen. Herr Wagner macht sich schon um acht Uhr auf und fährt an den Stadtrand. Dort finden sich bei jedem Wind und Wetter die Verkäufer von Gebrauchtwagen mit ihrem Angebot ein. Herr Wagner sucht eine Familienkutsche. Sie soll nicht zu viel Benzin schlucken, sicher sein und nicht so teuer. Da er kein großer Autonarr und auf keine spezielle Marke oder Farbe festgelegt ist, wird er schnell fündig. Er drückt den angeschriebenen Verkaufspreis in einem kurzen Wortwechsel um fünf Prozent auf ziemlich genau die Summe, die er sich als Obergrenze gesetzt hatte, zahlt gleich bar und fährt davon – froh, schnell wieder ins Warme zu kommen. Der Verkäufer ist genauso zufrieden. Die fünf Prozent hatte er schon als Spielraum einkalkuliert, und an einem solchen Schlechtwettertag ist er erleichtert, überhaupt einen Abschluss gemacht zu haben.

Das ist sozusagen die allereinfachste Form des Verhandelns: Gibst du mir, geb ich dir… Beide Seiten wissen ganz genau, was ihr Gegenüber will. Wenn sie sich nicht einig werden, gibt es noch andere Möglichkeiten, ihre Interessen zu wahren. Sie gehen wieder auseinander, und es hat für niemanden dramatische Folgen.

Im Falle eines Konflikts mit Kollegen, Freunden, Verwandten, Partnern oder Nachbarn sieht das natürlich ganz anders aus. Sie wollen (und müssen vielleicht) zusammen bleiben und miteinander auskommen.

Erinnern Sie sich an die Liste zur Konfliktkompetenz von Seite 19? Der letzte Punkt hieß „wenn ich lösungsorientiert verhandeln kann“. Es hat ein bisschen gedauert, bis es so richtig losgehen konnte mit dem Verhandeln, aber Sie wissen inzwischen, warum das so ist. Die Zeit, die Sie investiert haben, um Ihre eigenen Gefühle, Bedürfnisse, Erwartungen oder Interessen genau zu erforschen und die Ihres Konfliktpartners detailliert kennen zu lernen, diese Zeit sparen Sie nun beim Verhandeln mit großer Wahrscheinlichkeit wieder ein.

Beide Seiten kennen in diesem Stadium das Haus ihres Gegenübers (so weit es mit dem Konflikt zu tun hat) so gut, dass viele unrealistische oder allzu einseitige Lösungsvorschläge gleich unter den Tisch fallen können. Alle Ideen oder Möglichkeiten, die eingebracht werden, müssen sich an dem bereits bekannten Katalog von Bedürfnissen, Werten, Wünschen und Grenzen messen.

Es gibt unzählige mehr oder weniger strukturierte Verhandlungsmodelle, aber in einem Punkt sind sich alle einig:

Der erste Schritt heißt Klärung. Worum geht es ganz genau, in welchem Kontext, unter welchen Bedingungen und mit welchem Ziel können, dürfen, müssen wir überhaupt verhandeln?

Wichtig: Je mehr sich ein Mensch verstanden fühlt, desto größer ist seine Lösungswilligkeit.

Im Konfliktfall kann nur derjenige wirklich konstruktiv verhandeln, der das Gefühl hat, der Andere habe seine Sichtweise und seine Welt wirklich verstanden. Um Lösungen bemühen kann man sich nämlich viel besser dann, wenn man sich nicht mehr damit beschäftigen muss, die eigene Welt zu erklären und zu verteidigen. Der Andere muss sie nur verstehen – er muss nicht einverstanden sein!

Das kann für Sie manchmal heißen, dass Sie für zwei arbeiten müssen, wenn Sie anhaltend tragfähige Lösungen finden wollen. Immer dann nämlich, wenn Ihr Gegenüber selbst noch nicht so ganz genau weiß, um was es bei ihm alles geht. Dann können Sie ihm zunächst mit Aktivem Zuhören helfen, Klarheit über seine Bedürfnisse und Wünsche zu erlangen. Dafür braucht man zugegebenermaßen manchmal ziemlich gute Nerven, aber der Einsatz lohnt sich immer, weil die späteren Lösungen fairer, konstruktiver und zukunftsorientiert ausfallen werden.

Wie Sie dann verhandeln, ob strukturiert nach dem Muster „ein Vorschlag ich, ein Vorschlag du“, mit Brainstorming (noch ganz frei von Bewertungen gemeinsam möglichst viele Ideen entwickeln und erst danach sortieren) oder einfach in einem Gespräch, das hängt von persönlichen Vorlieben und natürlich von der Situation ab. Wichtig ist nur, dass Sie schlussendlich Lösungen finden, die den beiderseitigen Bedürfnissen entsprechen.

Das ist nicht nur eine Frage der Fairness, sondern auch eine von Vernunft und Effizienz.

Wichtig: Wo es Sieger und Verlierer gibt, da gibt es Unzufriedenheit.

Wenn Sie sich als Verlierer sehen, werden Sie über kurz oder lang Rachegelüste entwickeln, und dann kommt bald entweder derselbe Konflikt frisch aufgewärmt auf den Tisch, oder Sie konstruieren sogar notfalls einen anderen. Wer lässt sich auf Dauer schon gern übervorteilen, auch wenn es noch so freundlich geschieht?

In unseren Seminaren staunen wir immer wieder und sehr vergnügt darüber, auf wie viele verschiedene Lösungen die Teilnehmer in den Rollenspielen kommen. Das hängt damit zusammen, dass einem viel mehr einfällt, wenn man keine Angst hat. Und die Angst verliert man, wenn man sich verstanden fühlt – immer dasselbe!

Es gibt außerdem aber noch einen ziemlich aufregenden Nebenaspekt: Wer einige Male intensiv und gut verhandelt und dadurch Ergebnisse oder Lösungen erwirkt hat, mit denen er selbst und der Andere wirklich zufrieden waren, der entwickelt ganz allmählich mehr Vertrauen in sich selbst und seine eigene Gestaltungskraft. Das genau ist die viel geforderte „Nachhaltigkeit" im Umgang mit Ressourcen – in diesem Fall mit den menschlichen Ressourcen!

Um die tatsächliche Vielfalt von Lösungen aufzuzeigen, für die sich unterschiedliche Menschen in Konfliktsituationen entscheiden können, hier einige Beispiele:

Beispiel Betrieb:
Frau Neumeyer (57) und Frau Renner (42) sind Angestellte bei KaHa, einer Kaufhauskette.

Frau Neumeyer ist zuständig für die Abwicklung des gesamten Einkaufs Damen-Oberbekleidung, was sie bisher richtig gerne gemacht hat. In den letzten Monaten sind aber in ihrer Abteilung zwei Kolleginnen entlassen worden, und nun hat sie deren Arbeit auch noch. Sie sitzt jetzt ganz alleine in einem Büro und hat den ganzen Tag fast keine Ansprache. Außerdem findet sie, dass sie ihre Arbeit gar nicht mehr so sorgfältig machen kann, weil es einfach zu viel ist. Letzte Woche sind ihr zwei blöde Fehler passiert, über die sie sich mächtig ärgert, aber sie weiß auch, dass diese Fehler mit der Mehrbelastung zusammenhängen.

Die Art und Weise, in der die Kolleginnen „abserviert wurden", findet sie unmöglich. Sie merkt zunehmend, wie ihre Arbeitswilligkeit nachlässt, und wie sie sich innerlich zurückzieht. Andererseits weiß sie, dass sie wegen ihres Alters wahrscheinlich keinen anderen Job mehr bekommt, der so anständig bezahlt wird.

Frau Renner ist für den gesamten Einkauf bei KaHa verantwortlich. Sie ist seit zwei Jahren Vorgesetzte von Frau Neumeyer und hat diese als sehr zuverlässig, tüchtig und besonders freundlich kennen gelernt. In letzter Zeit allerdings ist sie nicht mehr zufrieden mit ihr. Jedes Mal, wenn sie etwas von ihr will, erklärt Frau Neumeyer, das ginge so nicht, oder sie macht es zu spät, oder es passieren Fehler. Sie findet das sehr ärgerlich! Aus ihrer Sicht ist die Mehrbelastung nicht so dramatisch, denn einen großen Teil der Arbeit der entlassenen Mitarbeiterinnen hat eine andere Abteilung übernommen, und der Rest ist nach Ansicht von Frau Renner gut zu schaffen.

Die beiden Frauen führen ein langes und konstruktives Gespräch, klären die bisherigen Vorfälle, Erwartungen und Vorstellungen, und entwickeln dann folgende mögliche Lösungen:

- Frau Neumeyer gibt den Einkauf ganz an eine jüngere Kollegin ab und geht ohne Gehaltseinbußen wieder in den Verkauf.
- Frau Neumeyer teilt sich den Einkauf mit einer Kollegin und verbringt dafür auch wieder mehr Zeit im Verkauf.
- Frau Neumeyer tauscht den Schreibtisch mit einem Kollegen aus dem Einkauf, der gerne alleine sitzen würde.
- Frau Neumeyer holt sich Hilfe beim Betriebsrat.
- Frau Neumeyer kündigt und nimmt ein Angebot ihrer Kirchen-

gemeinde an, sie zur Altenpflegerin auszubilden. Frau Renner sorgt für eine großzügige Abfindung.

- Frau Renner strukturiert die Arbeit so um, dass Frau Neumeyer wieder ausschließlich ihren alten Aufgabenbereich hat.
- Frau Renner sorgt dafür, dass Frau Neumeyer immer einen Auszubildenden hat, der sie unterstützen kann.
- Frau Renner erklärt Frau Neumeyer zukünftig ausführlicher, warum sie welche Arbeitsabläufe ändern und wie sie was genau gemacht haben will.

Vielleicht fallen Ihnen noch weitere Lösungen ein.

- *Beispiel Klassenfahrt*:

Am Goethe-Gymnasium gibt es ein Problem. Die 11. Klasse, in der Herr Feller Klassenlehrer ist, will eine Studienfahrt nach Rom machen. Die Kosten sind ziemlich hoch (€ 280,–), was bei einigen Eltern schon für Unmut gesorgt hat. Diese Eltern hatten den Schulelternbeirat gebeten, aus seiner Kasse einen Zuschuss zu zahlen. Das war jedoch nicht möglich; von diesem Geld werden nur Projekte für die gesamte Schule gefördert. Zähneknirschend haben die Eltern nachgegeben. Die Reise soll in zwei Wochen stattfinden. Leider kommen nun noch einige unerwartete Kosten dazu: Man hatte mit freien Eintritten gerechnet, aber nun muss die Klasse doch zahlen. Bei all dem, was sinnvollerweise besichtigt werden soll, macht das noch einmal € 60,– extra, insgesamt also € 340,– plus Taschengeld.

Frau Lötsch und einige andere Eltern sind empört. Wahrscheinlich können ihre Kinder nun nicht mitfahren. Die Kinder haben den ganzen Ärger mitbekommen. Nun ist die Klasse bereits in zwei Lager gespalten: Die mit den Eltern, die zahlen können, und die mit den Eltern, die es nicht können. Ungute Stimmung an allen Fronten. Frau Lötsch als Sprecherin der betroffenen Eltern trifft sich mit Herrn Feller zu einem Gespräch. Herr Feller und die anderen Lehrer finden, dass die Schüler für so viele mistige Dinge Geld ausgeben, da hätten sie doch auch vorher selber ein bisschen sparen können. Mit der Vorbereitung dieser Reise haben die Lehrer sich unendliche Mühe gegeben, und für den Preis wird auch enorm viel geboten.

Natürlich möchte Herr Feller auch, dass alle mitfahren können, aber er denkt, dass manche Eltern ziemlich störrisch sind. Dann sollte man eher auf ein Geburtstagsgeschenk verzichten und dafür den Kindern die Reise ermöglichen. Sie können dabei so viel lernen und so wichtige Eindrücke bekommen. Schließlich ist das doch wirklich eine angemessene Belohnung für so viele Jahre Latein!

Frau Lötsch ist flammend empört. Sie ist Alleinerziehende und muss wirklich sehr genau kalkulieren. Warum können die Lehrer sich nicht erst informieren, bevor sie so eine Reise vorschlagen und die Klasse wild darauf machen?

Es sind insgesamt fünf Familien, für die sie spricht. Ihr Sohn Sebastian könnte zwar das Geld von seinen Großeltern bekommen, aber das geht ihr gegen den Stolz. Sie vermutet mal, dass die anderen schon auch noch irgendwie das Geld zusammen kriegen könnten, aber es geht hier doch um mehr: Es geht ihr um Chancengleichheit, Planbarkeit, Angemessenheit und Fairness!

Sie hat sich gut vorbereitet auf das Gespräch, und das hat auch Herr Feller. Ihm geht es darum, die Wichtigkeit von Bildung zu vermitteln, die Qualität des Angebots der Schule, und die Würdigung des Engagements der Lehrer bei der Vorbereitung zu dieser Reise. Sie sprechen von sich, erklären Ihre Bedürfnisse und Vorstellungen, und keiner greift den anderen an.

Sie kommen auf folgende Lösungen:

- Der Elternbeirat streckt das fehlende Geld vor. Die Schüler dieser Klasse zeigen beim nächsten Schulfest ein Video von der Reise, dazu gibt es italienisches Essen, Musik und Wein, und der Erlös geht an die Elternbeiratskasse.
- Die Schüler der Klasse machen am nächsten Samstag einen richtig coolen Flohmarkt (CDs, alte Handys, Bücher ...) mit starker Beteiligung der Eltern – der Erlös kommt in die Klassenkasse, davon werden alle Eintritte gezahlt.
- Es wird ein Brief an alle Eltern geschrieben mit der Bitte, wenn möglich, eine „Zusatzspende“ zu machen – in anonymen Umschlägen, damit nicht zu sehen ist, wer gespendet hat.

- Frau Lötsch schreibt einen Brief an alle betroffenen Eltern und Schüler, in dem alles, um das es Herrn Feller und den Eltern geht, benannt wird, und in dem auch die Intention und das Engagement der Lehrer richtig gewürdigt werden.

Für die Zukunft:

- Die Eltern werden in die Planung einer solchen Reise eingebunden.
- Wird von vorne herein der Höchstbetrag für eine Reise festgelegt.
- Muss vorher lange genug bekannt sein, dass eine Reise teurer oder länger wird, damit die Schüler sich darauf einstellen können und angemessen Zeit haben, die Mittel dafür – jeder für sich, oder gemeinsam – zu beschaffen.

Was gefällt Ihnen an diesen Möglichkeiten? Welche Bedürfnisse werden von welchen Lösungen erfüllt?

14. Schwierige Situationen

Was tue ich, wenn ...

Wir haben hier eine Sammlung von alltäglichen Situationen zusammengestellt, die in massive Konflikte ausarten oder zu konstruktiven Gesprächen führen können. Suchen Sie sich die Reaktionen aus, von denen Sie meinen, dass sie dazu beitragen könnten, das Miteinander klarer, zukunftsorientierter und spannender zu machen:

■ *Beispiel*:

Lea ruft ihren Mann Toni aus ihren ersten Ayurveda-Ferien in Sri Lanka an. Sie beschreibt ihm bildhaft und blumig die Massagen, das Hotel, das Land, die zauberhaften Menschen. Sie möchte ihm ihre ganze Begeisterung mitteilen, damit er es sich wenigstens ein bisschen vorstellen kann. Toni unterbricht sie immer wieder und steuert Beobachtungen von seinen eigenen Asienreisen bei. Lea wird zunehmend unwillig und gereizt und überlegt, was sie sagen könnte:

- Lea: „Man könnte meinen, meine so besonderen Ferien hier interessieren dich gar nicht – Hauptsache, du kannst dein Wissen loswerden."
  Ich-Botschaft? Offene Frage? Angriff? Aktives Zuhören? Flucht? Humor?
  Toni, total beleidigt: „Ich hör dir doch genau zu, aber bitte, dann sag ich eben gar nichts mehr!"
- Lea: „Sag mal, wie wäre es, wenn ich jetzt erst mal meinen Teil erzähle, und du mir nachher sagst, wie es in anderen Teilen Asiens aussieht?"
  Ich-Botschaft? Offene Frage? Angriff? Aktives Zuhören? Flucht? Humor?
  Toni lachend: „Okay, wenn ich nachher auch noch zum Reden komme?!"

- Lea: „Bitte, wenn du mich jetzt nicht alles in einem Stück erzählen lässt, verschlucke ich mich gleich vor Aufregung".
  Ich-Botschaft? Offene Frage? Angriff? Aktives Zuhören? Flucht? Humor?
  Toni: „Schreck lass nach, das klingt ja gefährlich, bitte – ich bin ganz Ohr."
- Lea: „Du hast mich jetzt mehrere Male unterbrochen mit Informationen über andere Teile Asiens – das macht mich ganz rappelig, weil mir wichtig ist, meine Geschichten so im Schwung meiner Begeisterung zu erzählen – und so komme ich immer wieder raus. Weißt du, am besten wäre es für mich, wenn ich erst von Sri Lanka erzähle, und wir dann über Asien reden – ist das okay für dich?"
  Ich-Botschaft? Offene Frage? Angriff? Aktives Zuhören? Flucht? Humor?
  Toni: „Schon gut, sollte nur ein Beitrag sein, damit du merkst, dass ich weiß, wovon du redest, aber ich verstehe schon, Unterbrechungen können den Fluss des Erzählens ganz schön stoppen."
- Lea: „Kannst du mir nicht einmal zuhören – immer musst du mit deinem Wissen prahlen!"
  Ich-Botschaft? Offene Frage? Angriff? Aktives Zuhören? Flucht? Humor?
  Toni: „Na, na, ich dachte, du erholst dich dort, aber davon ist ja nicht viel zu spüren! Bissig wie eh und je!"

Beispiel:

Carina (28) ist bei ihrem Kollegen Gregor zum Abendessen eingeladen. Sie hat zunächst gezögert, die Einladung anzunehmen, weil sie Privat- und Berufsleben an sich sehr streng trennt. Sie hat in ihrem letzten Job die unangenehme Erfahrung gemacht, dass aus einer solchen Vermischung eine üble Intrige entstanden ist. Aber sie hat Gregor als sehr nett und diskret kennen gelernt und deshalb hat sie zugesagt. Es ist eine bunte Runde, außer ihr ist aus der Firma nur noch Sabine da, die in einer anderen Abteilung arbeitet. Irgendwann kommt sie mit Sabine ins Gespräch. Sie reden angeregt über ihre Vorstellungen von Karriere, und wie sie diese

Beziehungen brauchen Regeln

Konflikte werden immer und in jeder Partnerschaft entstehen. Entscheidend ist, wie Sie damit umgehen.

Und natürlich kann es vorkommen, dass Sie trotz allem Gelernten und trotz aller guter Vorsätze auch mal wieder in den alten „Kampfstil" übergehen. Um nicht zu viel Schaden auf dem „Beziehungskonto" anzurichten, könnten Sie vorher in „Friedenszeiten" mit Ihrem Partner (im beruflichen oder privaten Bereich) ein paar Regeln vereinbaren. Wichtig ist dabei nur, dass diese Regeln wirklich von **Ihnen beiden** erarbeitet und gewollt sind.

Wie diese Absprachen aussehen, bleibt Ihnen überlassen, aber wir machen Ihnen ein paar Vorschläge:

- Keine Beleidigungen und Gemeinheiten.
- Es wird nicht geschimpft (keine Vorwürfe).
- Ausreden lassen.
- Auszeit ist möglich, aber mit klarer Verabredung, wann der Konflikt ausgetragen wird.
- Tabuthemen vereinbaren (nicht zu viele!).
- Ein Versöhnungsritual ausdenken.
- Solange ein Konflikt nicht ausgetragen ist, werden keine „Dritten" involviert (Mütter, Freundinnen, Kinder).
- Jede Woche findet eine „Beschwerdestunde" statt – danach kann der gleiche Vorfall nicht wieder hervorgeholt werden.
- Beschwerden werden schriftlich abgegeben.
- Es ist in Ordnung, sich zu „beschweren" (in angemessener Form!).
- Ein Konfliktgespräch darf nicht länger als … sein.
- Nach erfolgreicher „Beschwerde" sagt jeder dem Anderen – wenn möglich – noch etwas Positives.
- Wenn einer noch etwas Zeit braucht, um sich zu sortieren oder zu beruhigen, gibt er ein Signal, wann er soweit ist.

später mit einer Familie vereinen könnten. Plötzlich sagt Sabine: „Stell dir vor, dein Chef, der Müller, lässt sich angeblich scheiden. Er verlässt seine Frau und drei Kinder. Ist doch eine Schweinerei! Man sagt, er hat schon wieder eine Neue." Carina, die Herrn Müller kennt und sehr schätzt, sagt abwehrend: „Du, Sabine, da möchte ich wirklich nicht drüber reden. Das ist doch seine Sache." Sabine, nicht zu bremsen: „Wieso, das geht uns natürlich etwas an, denn die Neue ist auch aus der Firma, das ist doch die zusätzliche Geschmacklosigkeit, dadurch weiß es doch auch jeder, ist doch eine einzige Demütigung für die Frau."

Carina ist erbost über Sabines Hartnäckigkeit. Sie will dieses Gespräch nicht fortsetzen und könnte jetzt Verschiedenes sagen:

- Carina: „Für solche Geschichten hast du an mir die falsche Gesprächspartnerin. Mich interessiert das alles nicht die Bohne. Ich vergesse es auch in der Sekunde wieder."
  Ich-Botschaft? Offene Frage? Angriff? Aktives Zuhören? Flucht? Humor?
  Sabine, etwas beleidigt: „Tja, dann wirst du es ja sehen – und sag dann nicht, ich hätte es dir verschwiegen."
- Carina: „Was du mir da erzählst, ist doch zur Zeit nur ein Gerücht. Das irritiert mich, weil ich mir denke, es könnte genauso auch unwahr sein, und dann hätten wir Herrn Müller ganz schön Unrecht getan. Und deshalb ist es mir – gerade in einer Firma – wichtig, mich an solchen Gerüchten nicht zu beteiligen. Bitte erzähl mir daher auch nichts mehr davon."
  Ich-Botschaft? Offene Frage? Angriff? Aktives Zuhören? Flucht? Humor?
  Sabine: „Okay, ja, da hast du recht, es könnte auch böswilliger Tratsch sein."
- Carina: „Und du meinst, ich müsste es wissen, weil es irgendeine bestimmte Bedeutung für mich hat?" Sabine: „Klar, wenn der Müller sich in nächster Zeit irgendwie komisch benimmt, dann weißt du, warum." Carina: „Du meinst, dann sollte ich es eventuell nicht persönlich nehmen?" Sabine: „Ja, genau, nur deshalb hab ich es dir erzählt."
  Ich-Botschaft? Offene Frage? Angriff? Aktives Zuhören? Flucht? Humor?

- Carina: „Ich empfinde es als sehr bedenklich und unkollegial, so einen Klatsch zu verbreiten. Da möchte ich doch mal hören, was du sagen würdest, wenn du die Zielscheibe von solchen Lästereien wärest."
  Ich-Botschaft? Offene Frage? Angriff? Aktives Zuhören? Flucht? Humor?
  Sabine, ertappt und dementsprechend abwehrend: „Na, tu mal nicht so, als wärst du so ein Engel, du beteiligst dich doch sonst auch gerne am Klatsch."
  Ich-Botschaft? Offene Frage? Angriff? Aktives Zuhören? Flucht? Humor?
- Carina, denkt über Flucht nach: „Also, Sabine, wie auch immer, ich muss jetzt mal zu Rolf hinüber, ich hab noch gar nicht mit ihm geredet heute Abend." Sabine, etwas beleidigt: „Ja, aber das Beste habe ich dir ja noch gar nicht erzählt!"

▪ *Beispiel*:

Nina (55) ist verheiratet und hat zwei erwachsene Kinder. Sie hat trotz Familie immer als Übersetzerin gearbeitet und war sehr anerkannt und erfolgreich. Nun hat sie die Absicht, etwas zu tun, was ihr schon immer am Herzen lag. Sie möchte ein Nachbarschaftsnetzwerk für alte Menschen aufziehen. Dabei sollen die Menschen, die helfen wollen und die, die Hilfe brauchen und in unmittelbarer Nähe wohnen, miteinander verbunden werden. Sie hat sich das genauestens überlegt, sich bei den Wohlfahrtsverbänden und Stadtteilinitiativen umgehört, Pläne gemacht und bereits mit einem Computerspezialisten über die nötige Software gesprochen. Heute besucht sie ihre Mutter (78) und erzählt ihr davon. Schon nach den ersten fünf Minuten verzieht ihre Mutter das Gesicht und sagt: „Ach komm, Kind, das klappt doch nie, da wirst du doch niemanden finden, der das machen will. Oder sie machen es einmal, und dann lassen sie die alten Leute doch wieder im Stich. Die Menschen sind heutzutage doch so egoistisch und auf sich selbst bezogen, da will doch niemand mehr für einen anderen was tun. Schlag dir das mal aus dem Kopf, tu lieber etwas Gescheites: Mach doch die Buchführung für deinen Mann, oder lies mir öfter mal was vor."

Nina ist außer sich, es ist wie immer, die Mutter macht ihr wie früher ihre Pläne mies.

Sie könnte – zur Auswahl – sagen:

- Nina: „Mama, ich fasse es nicht, so hast du mir mein ganzes Leben immer Dinge, die ich schön fand oder die ich tun wollte, mies gemacht. Du bist eine Spielverderberin wie sie im Buche steht. Und wer hier egoistisch ist, das bist du. Ich werde dir nie wieder etwas von meinen Plänen sagen, das hast du jetzt davon."

  Ich-Botschaft? Offene Frage? Angriff? Aktives Zuhören? Flucht? Humor?

  Die Mutter bricht in Tränen aus: „Aber Nina, sei doch nicht so empfindlich, so habe ich es doch nicht gemeint, einer muss dich doch auf den Boden der Tatsachen holen, und dann reagierst du gleich so bösartig, nein, wie hab ich es nur verdient, so eine sture Tochter zu haben?"
- Nina schluckt ihren ganzen Ärger für den Augenblick herunter: „Also, Mama, du glaubst nicht, dass meine Idee funktionieren kann, und du denkst, ich verschwende meine Kraft und werde nur enttäuscht. Und das ärgert dich, weil du meinst, es gibt lohnendere Aufgaben."

  Ich-Botschaft? Offene Frage? Angriff? Aktives Zuhören? Flucht? Humor?

  Die Mutter fühlt sich sehr gewürdigt und sagt. „So ist es, meine Liebe – obwohl, versuchen könntest du es ja, aber mach dir nicht zu viel Hoffnungen."
- Nina: „Okay, Mama, das habe ich jetzt gehört. Und wie würde es dir gefallen, wenn ich es doch hinbekäme?"

  Ich-Botschaft? Offene Frage? Angriff? Aktives Zuhören? Flucht? Humor?

  Mutter: „Ja, das wäre natürlich ein Wunder, aber ich fände es schon toll, vielleicht wäre ja auch in meiner Nachbarschaft jemand, der mir manchmal helfen könnte. Meistens wissen die Menschen ja gar nicht, dass da jemand Hilfe braucht. Und wenn es ihnen nicht zu viel Mühe machen würde, würden sie es vielleicht sogar gerne tun. Es ist ja ein gutes Gefühl, anderen zu helfen."

- Nina: „Ist ja interessant, die Mama, schreit und kräht bei jedem Pieps nach uns – kann gar nicht genug Hilfe kriegen, erwartet, dass wir springen und hüpfen für sie, sagt nie wirklich Danke, und erklärt hier allen Ernstes, die Menschen seien egoistisch und würden sich nur um sich selber kümmern!"
  Ich-Botschaft? Offene Frage? Angriff? Aktives Zuhören? Flucht? Humor?
  Mutter, schwer beleidigt: „Ja, mach du dich nur über deine alte Mutter lustig! Wenn du mal so alt bist wie ich, dann wirst du schon sehen, wie das ist. Und außerdem rufe ich nie nach euch, ich mache alles selber, auch wenn ich manchmal jaule vor Schmerzen."
- Nina: „Mama, ich hab dir meine neue Idee erzählt, und du erklärst mir, es könne nichts werden. Ich ärgere mich, weil mir deine Unterstützung und Ermutigung so wichtig wären. Zweifel habe ich selber genug – also bitte, hilf mir zu überlegen, wie es funktionieren könnte."
  Ich-Botschaft? Offene Frage? Angriff? Aktives Zuhören? Flucht? Humor?
  Mutter: „Ach so, du willst meine Erfahrungen hören, na gut, also …"

▪ *Beispiel*:

Martha (31) hat Zwillinge von vier Jahren. Auf dem Kinderspielplatz hat sie Emma (33) kennen gelernt, die auch mit ihrem Sohn zum Spielen kommt. Sie unterhalten sich gerne miteinander. Emma war vier Jahre in den USA und hat dort in einem Indianerreservat eine kleine Schule mit aufgebaut. Martha gefällt Emmas zupackende Art und ihr Humor, was ihr aber gar nicht gefällt, ist, dass Emma ihr immer wieder Ratschläge zur Kindererziehung gibt.

Sie sagt zum Beispiel: „Martha, du musst die Zwillinge, wann immer möglich, trennen. Sie werden sonst nicht wirklich selbständig. Gib sie in zwei verschiedene Gruppen im Kindergarten." Oder: „Martha, ich würde dir dringend raten, deinen Mann viel mehr in die Kindererziehung einzubinden. Er muss lernen, die Verantwortung als Vater zu übernehmen."

Martha nervt diese Einmischung gewaltig; wenn sie Emma nicht so mögen würde, würde sie die Beziehung beenden. Also sinnt sie darauf, wie sie es Emma sagen könnte.

Folgendes fällt ihr in ihrem „inneren Dialog" ein:

- Martha: „Emma, ich mag dich richtig gern, und ich genieße auch unsere Unterhaltungen. Es gibt aber einen Punkt, wo ich mich immer wieder ärgere. Du hast schon ein paar Mal gesagt (gibt Beispiele), wie ich die Kinder erziehen oder mit meinem Mann umgehen soll. Ich kann das überhaupt nicht leiden, weil es mir wichtig ist, dieses Thema alleine zu klären oder mit meinem Mann zu besprechen. Also, im Klartext, ich will keine Ratschläge – es sei denn, ich frage von mir aus. Meine Bitte ist, dass wir uns darauf einigen: keine unerbetenen Ratschläge, und das gilt natürlich auch für mich. Wie findest du das?"

  Ich-Botschaft? Offene Frage? Angriff? Aktives Zuhören? Flucht? Humor?

  Wie, glauben Sie, wird Emma darauf reagieren: sauer, beleidigt, kooperativ, einsichtig, sachlich ...?
- Martha wartet den nächsten Übergriff von Emma ab und sagt dann ruhig: „Und du findest, meine Art der Kindererziehung ist falsch?"

  Ich-Botschaft? Offene Frage? Angriff? Aktives Zuhören? Flucht? Humor?

  Wie, glauben Sie, wird Emma darauf reagieren: sauer, beleidigt, kooperativ, einsichtig, sachlich ...?
- Martha: „Sag mal Emma, bist du eigentlich die Kinderexpertin und ich der Lehrling?"

  Ich-Botschaft? Offene Frage? Angriff? Aktives Zuhören? Flucht? Humor?

  Wie, glauben Sie, wird Emma darauf reagieren: sauer, beleidigt, kooperativ, einsichtig, sachlich ...?

  Martha: „Emma, bitte hör auf, mir andauernd Ratschläge zu geben, hast du denn nicht genug mit deinem Sohn zu tun? Findest du den denn so perfekt? Siehst du denn nicht, wie der gerade die Kleineren drangsaliert?"

  Ich-Botschaft? Offene Frage? Angriff? Aktives Zuhören? Flucht? Humor?

Wie, glauben Sie, wird Emma darauf reagieren: sauer, beleidigt, kooperativ, einsichtig, sachlich …?

- Martha: „Ich weiß schon, du meinst, du müsstest mich zur perfekten Mutter machen – aber das werde ich nie werden – also gib's auf!"
  Ich-Botschaft? Offene Frage? Angriff? Aktives Zuhören? Flucht? Humor?
  Wie, glauben Sie, wird Emma darauf reagieren: sauer, beleidigt, kooperativ, einsichtig, sachlich …?

■ *Beispiel*:

Die Geschwister Irma und Paul treffen sich bei einer Einladung von Freunden. Irma erzählt Paul von ihrer unmittelbar bevorstehenden Ägyptenreise, die sie lange und minutiös geplant hat. Paul sagt mit Besserwissermiene: „Na, das hättest du mir aber besser früher erzählt, da hätte ich noch ein paar gute Tipps gehabt!"

- Irma: „Vielleicht, aber es war mir ganz wichtig, mir das alles selbst auszudenken und zu planen, weil ich doch von dieser Reise schon so lange träume, und sie ganz und gar mir gehören soll. Es ist mir klar, dass ich damit vielleicht sogar etwas verpasse, aber das ist es mir in dem Fall wert …"
  Ich-Botschaft? Offene Frage? Angriff? Aktives Zuhören? Flucht? Humor?
  Wie wird Paul darauf reagieren: ärgerlich, beleidigt, kooperativ, einsichtig, sachlich …?
- Irma: „Ja, das glaube ich dir auf der Stelle! Du warst doch noch nie dort, aber du hast ja schon immer gedacht, du wüßtest ganz genau, was ich tun und lassen sollte …"
  Ich-Botschaft? Offene Frage? Angriff? Aktives Zuhören? Flucht? Humor?
  Wie wird Paul darauf reagieren: ärgerlich, beleidigt, kooperativ, einsichtig, sachlich …?
- Irma: „Du meinst, du hast viel darüber gelesen und auch von Freunden gehört und hättest etwas dazu beitragen können, das die Reise für mich noch abwechslungsreicher gemacht hätte …"
  Ich-Botschaft? Offene Frage? Angriff? Aktives Zuhören? Flucht? Humor?

Wie wird Paul darauf reagieren: ärgerlich, beleidigt, kooperativ, einsichtig, sachlich ...?

- Irma: „Das habe ich gar nicht geahnt. Woher weißt du denn so viel über Ägypten?"

  Ich-Botschaft? Offene Frage? Angriff? Aktives Zuhören? Flucht? Humor?

  Wie wird Paul darauf reagieren: ärgerlich, beleidigt, kooperativ, einsichtig, sachlich ...?

- Irma: „Ach, lass man gut sein, Bruderherz. Ich hole mir jetzt mal etwas zu trinken ..."

  Ich-Botschaft? Offene Frage? Angriff? Aktives Zuhören? Flucht? Humor?

  Wie wird Paul darauf reagieren: ärgerlich, beleidigt, kooperativ, einsichtig, sachlich ...?

■ *Beispiel*:

Luise und André, beide 48, leben schon seit vielen Jahren als Paar in einem kleinen Dorf in Oberbayern zusammen. Luise ist als Dolmetscherin viel unterwegs, manchmal auch zwei, drei Wochen am Stück bei großen Konferenzen. Am zweiten Abend einer solchen Konferenz ruft André sie in Hamburg an und erzählt, dass er in der Nacht bös gestürzt sei und sich die Stirn ziemlich wüst aufgeschlagen habe. Er sei aber gleich heute Nachmittag ins nächste Krankenhaus gefahren, um einen Arzt nachschauen zu lassen. Da sei es zu spät gewesen, die Wunde noch zu nähen, nun müsse sie eben so heilen. Als Luise fast drei Wochen später wieder nach Hause kommt, sieht sie André mit einer dicken, krummen Narbe auf der Stirn und stößt sofort entsetzt aus: „Mein Gott, warum bist du nicht gleich zu einem plastischen Chirurgen gegangen? Das sieht ja entsetzlich aus! Nun kannst du es alles wieder aufschneiden und neu machen lassen! Ich hatte schon die ganze Zeit so ein mulmiges Gefühl, dass das schief geht." Mit einer solchen Begrüßung hatte André nicht gerechnet.

- André: „Na, das ist ja ganz wunderbar, dass du uns die große weite Welt mit Schönheitschirurgen und solchen Feinheiten nun endlich hier ins Dorf bringst. Ich weiß gar nicht, wie die Menschen hier ohne deine Allwissenheit auskommen konnten!"

Ich-Botschaft? Offene Frage? Angriff? Aktives Zuhören? Flucht? Humor?

Wie wird Luise darauf reagieren: ärgerlich, beleidigt, kooperativ, einsichtig, sachlich …?

- André: „Ich verstehe. Du ärgerst dich jetzt, dass es eine so dicke Narbe gibt, weil du findest, dass sie mich verunstaltet. Und du denkst, dass es nicht in Ordnung war, dass ich mich auf das Kreiskrankenhaus hier verlassen habe. Du hättest es besser und verantwortungsbewusster gefunden, wenn ich mich intensiver um eine gute Versorgung gekümmert hätte. Unserem kleinen Krankenhaus hier traust du ohnehin nicht so richtig. Außerdem hättest du die Gewissheit gebraucht, dass ich mich optimal um mich selbst kümmere, wenn du nicht da bist, damit du dir aus der Ferne nicht so viele Gedanken machen musst, wenn du doch nichts beitragen kannst."

Ich-Botschaft? Offene Frage? Angriff? Aktives Zuhören? Flucht? Humor?

Wie wird Luise darauf reagieren: ärgerlich, beleidigt, kooperativ, einsichtig, sachlich …?

- André, etwas gepresst: „Nimm's locker, Süße. Sieh mal, du hast doch immer gesagt, du willst mich für dich ganz allein. Wenn ich nun wirklich so schlimm aussehe, dann will mich doch keine andere mehr. Oder bin ich dir jetzt auch nicht mehr gut genug?"

Ich-Botschaft? Offene Frage? Angriff? Aktives Zuhören? Flucht? Humor?

Wie wird Luise darauf reagieren: ärgerlich, beleidigt, kooperativ, einsichtig, sachlich …?

- André: „Deine Reaktion ist nun wirklich ganz anders ausgefallen, als ich sie mir ausgemalt hatte. Ich habe mich seit dem kleinen Unfall so intensiv um mich selbst gekümmert, wie noch selten zuvor in meinem Leben. Ich hatte ja immer das Problem, dass meine Schnittwunden sich leicht entzündet haben. Sonst habe ich mir nicht viel daraus gemacht und mich auch ein bisschen auf dich verlassen, aber nun habe ich wirklich ganz gut aufgepasst. Es wurde auch jeden Tag ein bisschen besser, und ich war richtig stolz darauf, dass es so gut lief. Ich habe sogar gedacht, dass du mich bestimmt bewundern würdest, wenn du wiederkommst. Nun bin ich natürlich recht enttäuscht, dass meine Bemühungen dir gar keinen Eindruck machen."

Ich-Botschaft? Offene Frage? Angriff? Aktives Zuhören? Flucht? Humor?

Wie wird Luise darauf reagieren: ärgerlich, beleidigt, kooperativ, einsichtig, sachlich ...?

- André: „Au weh, das ist ja eine richtige Standpauke. Ich habe uns ein wunderbares Abendessen gekocht und deinen Lieblingswein kalt gestellt. Ich hoffe, damit kann ich dich bestechen, das Thema erstmal zu verschieben und mir stattdessen von Hamburg zu erzählen."

  Ich-Botschaft? Offene Frage? Angriff? Aktives Zuhören? Flucht? Humor?

  Wie wird Luise darauf reagieren: ärgerlich, beleidigt, kooperativ, einsichtig, sachlich ...?

▪ *Beispiel*:

Ursula (26) hat seit einigen Monaten einen neuen Freund, Max (32). Den beiden Jungverliebten geht es miteinander richtig gut. An einem verregneten Sonntag nehmen sie sich viel Zeit, sich gegenseitig zu erzählen, was sie sich noch alles vorgenommen haben im Leben, was sie erreichen wollen, und was sie sich wünschen. Ursula hat begonnen, alte Märchenbücher zu sammeln, und sie zeigt Max voller Enthusiasmus den ersten Band einer reich illustrierten Ausgabe von „1001 Nacht", die sie in einem Laden in der Nähe gefunden hat. Der Antiquar war unheimlich nett und hat sich damit einverstanden erklärt, dass sie die anderen Bände nach und nach zahlen und holen kann, wenn es ihre Finanzen jeweils erlauben. Sie erzählt Max, wie sie sich nun in jedem Monat, in dem sie mit ihren beruflichen Leistungen zufrieden ist, mit einem weiteren Band belohnen will. Eine Woche später ist Ursulas Geburtstag, und Max erscheint strahlend mit den restlichen Bänden. Zu seiner großen Verwunderung ist Ursula gar nicht erfreut, sondern sogar ziemlich bestürzt.

- Ursula: „Na wunderbar! Hätte ich dir bloß nichts davon erzählt. Jetzt hast du mir das ganze Spiel mit mir selbst verdorben.

Wenn du dir ein bisschen mehr Mühe gegeben hättest, hättest du sicher auch noch etwas anderes finden können."

Ich-Botschaft? Offene Frage? Angriff? Aktives Zuhören? Flucht? Humor?

Wie wird Max darauf reagieren: ärgerlich, beleidigt, kooperativ, einsichtig, sachlich ...?

- Ursula: „Oh je, Max, da hast du dich nun in wahnsinnige Unkosten gestürzt, um mir eine große Freude zu machen, und du kannst natürlich gar nicht verstehen, warum ich so ablehnend schaue. Wahrscheinlich fragst du dich gerade, ob du dich in mir total getäuscht hast, ob ich einen bisher gut verborgenen Hang zur Zickigkeit habe. Oder du bist verunsichert, weil du denkst, du hättest vielleicht doch die falschen Bücher erwischt."

Ich-Botschaft? Offene Frage? Angriff? Aktives Zuhören? Flucht? Humor?

Wie wird Max darauf reagieren: ärgerlich, beleidigt, kooperativ, einsichtig, sachlich ...?

- Ursula: „Ich glaube, Max, dass ich dir eine Erklärung für meinen Mangel an Begeisterung schulde. Es ist einfach so: Die Bücher haben für mich eine große Symbolkraft. Ich wollte mich damit wirklich dafür belohnen, dass ich mich angestrengt und mein Bestes gegeben habe. Sie sind so wunderschön, und ich bin doch manchmal so ein bisschen nachlässig im Job, und da dachte ich, dass ich mir selbst auch eine Herausforderung stellen wollte. Wenn ich sie nun von dir geschenkt bekomme, platzt dieser ganze Plan, und ich mache mir Sorgen, dass ich nicht so schnell wieder etwas finde, womit ich mich motivieren kann, mich mehr anzustrengen."

Ich-Botschaft? Offene Frage? Angriff? Aktives Zuhören? Flucht? Humor?

Wie wird Max darauf reagieren: ärgerlich, beleidigt, kooperativ, einsichtig, sachlich ...?

- Ursula: „Das ist wohl das Ende meines listigen Versuchs, mich selbst anzuspornen. Jetzt bist du aufgerufen, mit mir nachzudenken! Welche Alternativen könnte es für mich geben?"

Ich-Botschaft? Offene Frage? Angriff? Aktives Zuhören? Flucht? Humor?

Wie wird Max darauf reagieren: ärgerlich, beleidigt, kooperativ, einsichtig, sachlich ...?

- Ursula: „Nee, Max, das geht wirklich nicht! Es ist zwar ganz lieb von dir, aber ich brauche den Antrieb für meinen Job. Komm, jetzt schau nicht so beleidigt. Wir gehen sie gleich zurückbringen und suchen ein anderes Buch aus."

  Ich-Botschaft? Offene Frage? Angriff? Aktives Zuhören? Flucht? Humor?

  Wie wird Max darauf reagieren: ärgerlich, beleidigt, kooperativ, einsichtig, sachlich ...?

Beispiel:

Clemens (28) arbeitet seit einem halben Jahr in dem Sportgeschäft von Torsten (36). Es ist ein großer und auch erfolgreicher Laden mit überwiegend jugendlichem Publikum. Alle Mitarbeiter sind am Umsatz beteiligt, das Betriebsklima ist gut und locker, besonders das der Kollegen untereinander. Torsten gilt bei den Mitarbeitern als etwas distanziert, aber sie denken, dass er schließlich erstens etwas älter ist als sie und zweitens eben der Chef. Manchmal ist er auch ein wenig starr, wenn es um Veränderungen geht. Gestern hat Clemens vorgeschlagen, die Präsentation der Rollerblades ganz anders aufzuziehen, aber da hat Torsten sehr unwirsch reagiert und etwas von „immer unbedingt alles anders machen wollen" gemurmelt. Die Kollegen haben die Sache noch einmal überdacht und beschlossen, dass Clemens Idee wirklich gut ist und bestimmt den Kaufanreiz vergrößern würde. Clemens geht zu Torsten ins Büro und sagt: „Ich würde gern noch mal über die Rollerblades sprechen." Torsten schaut gar nicht auf, sondern studiert weiter seine Unterlagen.

- Clemens: „Mensch, Torsten, schmollst du jetzt, oder was? Damit musst du doch leben können, dass wir auch mal bessere Ideen haben als du. So wie du es eingerichtet hast, ist es einfach nicht attraktiv, total überholt. Ein bisschen mehr Flexibilität hätte ich dir schon zugetraut."

  Ich-Botschaft? Offene Frage? Angriff? Aktives Zuhören? Flucht? Humor?

Wie wird Torsten darauf reagieren: ärgerlich, beleidigt, kooperativ, einsichtig, sachlich …?

- Clemens: „Okay, ich gehe mal davon aus, dass keine Antwort auch eine Antwort ist. Du willst also die Sache nicht diskutieren. Du ärgerst dich, dass ich noch mal darauf zurückkomme, nachdem du gestern schon abgelehnt hast. Vielleicht fragst du dich aber auch, warum ich so hartnäckig bin. Wann immer du Zeit hast, beantworte ich das gerne."

Ich-Botschaft? Offene Frage? Angriff? Aktives Zuhören? Flucht? Humor?

Wie wird Torsten darauf reagieren: ärgerlich, beleidigt, kooperativ, einsichtig, sachlich …?

- Clemens: „Es ärgert mich gerade etwas, dass ich hier wie ein dummer Junge stehe und ins Leere rede. Aber ich gehe davon aus, dass du dich ja wehren kannst, wenn es dir zu sehr wie ein Überfall vorkommt. Also beschreibe ich mal einfach die Idee. Es geht mir vornehmlich darum, die neuen Modelle auch rollend zu präsentieren. Ich denke, so ein kleines Laufband, auf dem man sehen könnte, was die Rollen taugen, würde die Modelle viel verführerischer machen. Außerdem hat das noch kein Laden hier in der Stadt. So etwas spricht sich schnell rum, und wir könnten garantiert erheblich bessere Umsätze machen. Mir macht das Arbeiten hier Spaß, und ich möchte gern, dass der Laden gut läuft."

Ich-Botschaft? Offene Frage? Angriff? Aktives Zuhören? Flucht? Humor?

Wie wird Torsten darauf reagieren: ärgerlich, beleidigt, kooperativ, einsichtig, sachlich …?

- Clemens: „Sag' mal, Torsten, was würde es brauchen, um dich dazu zu kriegen, dir meine Vorschläge wenigstens anzuhören?

Ich-Botschaft? Offene Frage? Angriff? Aktives Zuhören? Flucht? Humor?

Wie wird Torsten darauf reagieren: ärgerlich, beleidigt, kooperativ, einsichtig, sachlich …?

- Clemens: „Okay, du hast schon genug Geld und kein Interesse an meinen brillanten Ideen. Wie wäre es dann mit einer saftigen Gehaltserhöhung?"

Ich-Botschaft? Offene Frage? Angriff? Aktives Zuhören? Flucht? Humor?
Wie wird Torsten darauf reagieren: ärgerlich, beleidigt, kooperativ, einsichtig, sachlich...?

Direkte Angriffe

Wir werden immer wieder gefragt, wie man im Falle eines direkten, massiven Angriffs auf die eigene Person agieren könnte. Sie erinnern sich: Solche Attacken lösen normalerweise im Angegriffenen überwältigende Gefühle aus: Wut, Schmerz, Empörung, Schuld usw. Der Verstand ist dementsprechend nicht voll verfügbar (S. 49). Sie haben also nicht so viele Optionen zur Auswahl. Wenn Sie vorher wissen, dass so eine Situation auf Sie zukommen könnte, lohnt es, sich vorzustellen, was der Andere alles Schreckliches über Sie sagen würde, und wie Sie verfahren wollen. Dann sind Sie vielleicht beim tatsächlichen Angriff nicht mehr gar so überwältigt. Natürlich kommt es auch darauf an, wer der Andere ist und in welchem Kontext der Angriff erfolgt (Vorgesetzter, Mitarbeiter, Kollege, Partner, im öffentlichen oder privaten Raum, allein oder mit vielen anderen Menschen). Grundsätzlich gibt es folgende konstruktive Möglichkeiten:

1. Sie schweigen erst mal und sortieren sich.
2. Sie entschuldigen sich, wenn Sie wirklich Mist gebaut haben.
3. Sie gewinnen Zeit und sagen: „Ich muss mir das alles erst mal überlegen, was Sie gesagt haben."
4. Sie erklären dem Anderen, was sein Angriff in Ihnen auslöst, und bitten um eine andere Form der Kommunikation. (Ich-Botschaft)
5. Sie schaffen es noch, die Not des Anderen wahrzunehmen und machen erst einmal Aktives Zuhören.

▪ *Beispiel zum massiven Angriff*:

Fabian (36) ist der ältere Halbbruder von Gabriele (26) und Heiner (24). Die drei sitzen zusammen und beraten über die Auflösung der Wohnung ihrer von allen sehr geliebten Großmutter, die kürzlich in eine Seniorenresidenz gezogen ist. Die Großmutter hat entschieden, dass die Enkel alles, was sie nicht mitgenommen hat, und das ist eine Menge, unter sich aufteilen sollen. Sie begutachten also die einzelnen Möbel, Bilder und Haushaltsgegenstände und fangen an zu verteilen. Gabriele kennt sich am besten aus in der Wohnung der Großmutter. Sie hat schon mal vorsortiert und einzelne Haufen gemacht. Vieles ist unproblematisch, weil es nur den einen oder anderen interessiert. Aber manche Dinge hätten alle drei gleich gern. Sie einigen sich zwar, aber ein bisschen knistert es auch zwischen den Dreien, vor allem zwischen Fabian und Gabriele. Fabian meint zunehmend, dass er zu kurz kommt bei den wesentlichen Sachen, vor allem beim Silber. Den Schmuck hat sich Gabriele sowieso schon unter den Nagel gerissen (findet er etwas erbittert). Dann geht es um ein Bild, das Fabian nun wirklich haben wollte. Wieder meldet sich Gabriele als Anwärterin.

Nun reicht es Fabian. Heiße Wut steigt in ihm auf. Er baut sich vor Gabriele auf und brüllt sie an: „Sag mal, du raffgierige Tante, kannst du denn nicht einmal zurückstehen? Siehst du denn nicht, dass du sowieso schon den größten Teil gehamstert hast? Bist du so doof, dass du nicht mehr weißt, dass die Großmutter wollte, dass wir gerecht teilen? Und ist das, was du hier veranstaltest, etwa gerecht? Also, ich hau' jetzt gleich ab, wenn das hier so weiter geht."

Gabriele ist wie gelähmt – sie hat die wachsende Unzufriedenheit von Fabian nicht wahrgenommen (Nr. 1: Sie schweigt eine Weile und sortiert sich). Sie merkt, dass ihr das Leid tut, und dafür will sie sich auch schon mal entschuldigen (Nr. 2). Nach einer kleinen Pause sagt sie: *„Florian, es tut mir wirklich Leid, dass ich nicht gemerkt habe, dass du offensichtlich die dir wichtigen Sachen nicht bekommen hast. Dann müssen wir noch mal neu verhandeln.*

Was mich zugleich richtig kränkt ist, dass du mich als habgierig und dumm beschimpfst. So möchte ich hier nicht reden, und ich bitte dich, das zurückzunehmen. Das war nicht meine Absicht, und das möchte ich auch nicht im Raume stehen lassen." (Nr. 4) Die Situation entspannt sich etwas, Fabian entschuldigt sich für seine Beleidigungen, sie verhandeln über das weitere Vorgehen.

Sollte Fabian sich nicht entschuldigen wollen, gehen wir davon aus, dass seine Wut auf Gabriele schon ein bisschen länger gärt. Dann müssten die beiden sich zusammensetzen, und sinnvollerweise würde Gabriele sich alles anhören, was sich bei Fabian angesammelt hat und erst dann ihre eigene Sicht erklären. Solange Fabian seinen Groll nicht losgeworden ist, wird er „im Widerstand" zu Gabriele sein und die kleinsten Vorfälle bei der Verteilung von Großmutters Sachen könnten den Groll aktivieren.

- *Beispiele für Aktives Zuhören bei persönlichen Angriffen:*
- „Sie haben ja keine Ahnung, um was es sich hier handelt."
  „Sie meinen, ich sollte mich erst mal informieren?"
- „Das ist ja schrecklich, was Sie da gerade gesagt haben, so eine Meinung kann man doch gar nicht haben."
  „Sie sind völlig anderer Meinung, und Sie können auch nicht nachvollziehen, wie ich zu meiner Meinung komme?"
- „Wie konntest du nur so blöd sein, auf diesen Schrott reinzufallen?"
  „Du meinst, du wärest nicht darauf reingefallen?" (Nicht ironisch bitte!)
- „Nehmen Sie sich doch zusammen, Mann, so eine Memme können wir hier im Team nicht brauchen!"
  „Sie finden, hier darf man Gefühle einfach nicht zeigen?"
- „Das ist doch der letzte Schwachsinn, was Sie da sagen. Das haben sie ja wohl nicht zu Ende gedacht?"
  „Sie finden, ich müsste mich noch einmal mit dem Thema beschäftigen, und denken, dann würde ich meine Meinung ändern?"
- „Das glauben Sie doch selber nicht, dass das so war."
  „Sie erinnern das ganz anders?"
- „Sie sind mir ein schöner Feigling, sich so einfach der Situation zu entziehen."
  „Sie erwarten von mir den Mut, mich der Sache zu stellen?"
- „Jetzt, wo es Ernst wird, sieht man sie wieder nur von hinten."
  „Sie brauchen meine zuverlässige Unterstützung in dieser schwierigen Zeit?"
- „Ihr Buch fand ich ziemlich dümmlich?"
  „Sie haben etwas ganz Anderes erwartet?"

- „Sie spielen unfair!“
  „Und Sie sind darüber wütend, weil Fairness für Sie extrem wichtig ist?“
- „Wenn du dich so rücksichtslos aufführst, brauchst du dich nicht zu wundern, dass keiner dich mag.“
  „Und du möchtest, dass ich mich etwas zurücknehme?“
- „Was du dir da geleistet hast, ist doch der Gipfel der Unverschämtheit.“
  „Du bist richtig sauer auf mich, weil das, was ich gemacht habe, überhaupt nicht deinen Vorstellungen von Anstand entspricht?“
- „Die Art, wie Sie die fiesen Arbeiten verteilen, ist extrem gemein!“
  „Und das ärgert Sie, weil Ihnen an einer wirklich gerechten Verteilung der unangenehmen Arbeiten gelegen ist?“

Übung

Überlegen Sie nun, was **Sie** im Falle eines solchen Angriffs sagen könnten, was zu einer Deeskalation führen würde!

- „Wieso hast du denn die Kinder schon wieder zu spät von der Schule abgeholt?"
- „Das ist ja peinlich, wie du dich bei meinen Freunden immer aufspielst!"
- „Wenn Sie nie etwas sagen bei unseren Besprechungen, dann brauchen Sie sich nicht zu wundern, dass man Sie für eine graue Maus hält!"
- „Ach, interessant, Sie wollen doch tatsächlich mal wieder etwas arbeiten?"
- „Glaubst du wirklich, dass jemand deine Sicht der Welt teilt?"

15. Die Zehn Gebote des Fairen Streitens

Streit kann produktiv, interessant und informativ sein. Aber nur, wenn Sie fair streiten!

1. **Du darfst nicht überrumpeln!** Zum Streiten gehören immer zwei – und wenn einer Seite gerade überhaupt nicht nach einer Auseinandersetzung zumute ist, darf sie das getrost bekannt geben und einen anderen Termin vorschlagen.
2. **Du darfst dein Recht auf Auszeiten nutzen!** Wem es im Eifer des Disputs zu eng oder zu brenzlig wird, der darf sich zu Zwecken der Beruhigung oder inneren Klärung kurzfristig zurückziehen.
3. **Du darfst gewinnen wollen!** Bei einem fairen Streit gibt es nicht Sieger und Besiegte, sondern zwei Gewinner: Wer siegen will, kann nicht fair streiten.
4. **Du sollst herausfinden, was los ist!** Der erste Schritt heißt „Selbstklärung“: Was ist geschehen? Welche Gefühle löst das bei mir aus? Was denke ich darüber? Was brauche ich? Wie hätte ich es gern?
5. **Du darfst nur von dir selber sprechen!** Wer über seine eigenen Gefühle, Bedürfnisse und Wünsche spricht, kann seine persönliche Welt erklären, ohne den Anderen zu verletzen.
6. **Du sollst nicht angreifen und nie wieder „immer“ sagen!** Unterstellungen, Beleidigungen, Belehrungen, Vorwürfe, Pauschalisierungen, Verallgemeinerungen und Schimpfen sind verboten, s. o.
7. **Du sollst zuhören!** Unterbrechen gilt nicht. Dies ist die Gelegenheit, etwas über die Sichtweise der Gegenseite zu erfahren. Nachfragen ist erlaubt, Ausfragen nicht.
8. **Du sollst nicht hetzen!** Es geht darum, einander Zeit zu lassen um wirklich zu hören, was beide zu sagen haben. Vorschnelle Lösungen halten meist nicht, was sie versprechen.

9. **Du sollst den Anderen anders sein lassen!** Jeder hat das Recht auf sein ganz eigenes Denken, Wollen, Fühlen und Handeln. Keiner hat das Recht, den Anderen ändern zu wollen, nur weil er anders ist.

10. **Du sollst lösungswillig sein!** Wer eine faire Lösung anstrebt, muss auf gleicher Ebene mit dem Anderen verhandeln. Wer braucht wie viel von was, wann, wozu?

Zum Schluss

Leider ist die Schule nun erst mal aus – aber Sie wissen ja, Sie lernen nicht für die Schule, sondern fürs Leben! Wenn Sie weiter üben wollen, empfehlen wir Ihnen den Besuch einer „Streitschule".

Informationen zur Streitschule München und Streitschulen in anderen Städten finden Sie auf unserer Homepage:
www.streitschule.de

Wir haben dieses Buch allen Teilnehmern gewidmet, die mit Willigkeit, Fairness und Humor kraftvoll versucht haben, streiten zu lernen. Nun gehören Sie auch dazu. Wir wünschen Ihnen alles Gute.

Simone Pöhlmann und Angela Roethe

Konflikte lösen

Joachim Engl/Franz Thurmaier
Wie redest Du mit mir?
Fehler und Möglichkeiten in der Paarkommunikation
Band 4887

Wie man – statt in Vorwürfen stecken zu bleiben – richtig spricht und zuhört, Gefühle und Wünsche ausdrückt, Probleme in konstruktiver Weise löst.

Fritz Fischaleck
Lass uns miteinander reden
Offenheit und Fairness in der Partnerschaft
Band 5294

Dauerhaftes Glück zu zweit – dazu braucht es das offene Gespräch zwischen den Partnern. Praxiserprobte Beispiele und Tipps.

Karlheinz Moosig
Streiten – aber fair
Konflikte gut und konstruktiv lösen
Band 5292

Keine Angst vor Streit! Fairer Streit verbindet, er kann sogar Spaß machen und zu guten Lösungen führen. Ein praktischer Grundkurs für den Alltag.

Eva Neumann
Ich bin da anderer Meinung ...
Schwierige Gespräche leicht gemacht
Band 5346

Um schwierige Gesprächssituationen im Leben kommt niemand herum. Das 1 x 1 erfolgreicher Kommunikation.

Marshall B. Rosenberg/Gabriele Seils
Konflikte lösen durch Gewaltfreie Kommunikation
Ein Gespräch mit Gabriele Seils
Band 5447

Gefühle aussprechen, Bedürfnisse klären, Lösungen finden. Der international bekannte Psychologe zeigt: Gewaltfreie Kommunikation ist möglich.

HERDER spektrum

Partnerschaft

Otto Brink/Alexander Quasebarth/Petra Saltuari
Wie Offenheit die Liebe stärkt
Zwiegespräch und Familien-Stellen
Band 5387

Erkenntnisse zweier populärer Psychologen praktisch zusammengebracht: Das Ritual für ein Zwiegespräch bei Paaren (M. L. Moeller), und das Familienstellen (B. Hellinger).

Catherine Cardinal
Zehn Gebote für glückliche Paare
Band 5319

10 Dinge gibt es, die Paare wissen sollten. Klare Regeln machen das Leben leichter, wenn es in der Beziehung mal brodelt.

Roswitha Defersdorf
Frischer Wind für die Partnerschaft
Besser miteinander reden
Band 5354

Die Sprache ist Spiegel unserer Wünsche, Ängste und Sehnsüchte. Wir können uns voreinander verbergen oder öffnen. Erhellend und mit vielen Beispielen.

Wolf Jordan
Aus Eifersucht kann Liebe werden
Wie Partner zu neuem Vertrauen finden
Band 4776

Warum ist jemand eifersüchtig? Und wie kann sich ein Paar aus dieser Verstrickung befreien? Wolf Jordan zeigt Wege, die zu neuem partnerschaftlichem Vertrauen führen.

Ernst Andreas Stadter
Ich will dir sagen, was ich fühle
Emotionale Kompetenz in Beziehungen
Band 5317

So kann es jedem gelingen in glücklichen Beziehungen zu leben. Eine praktische Einführung in die Kunst der sozialen Kompetenz.

HERDER spektrum

Kommunikation

Sharon A. Bower/Gordon H. Bower
Vertrauen zu sich selbst gewinnen
Ein Trainigsbuch
Band 5330
Das brauchen Sie zum selbstbewussten Auftreten: die richtige Kommunikation, Körpersprache, Verhandlungsstrategien. Für beruflichen und privaten Erfolg.

Michael Kastner
Erfolgreich mit sozialer Kompetenz
Das Programm für Menschen, die Verantwortung haben
Band 5206
Wer Situationen richtig einschätzt und das gemeinsame Ziel im Blick behält, wird erfolgreich sein.

Rüdiger Rogoll
Nimm dich, wie du bist
Wie man mit sich einig werden kann
Band 5111
Transaktionsanalyse konkret: Wer innere Konflikte aufarbeitet, kommt auch mit seinen Mitmenschen besser zurecht.

Klaus W. Schneider
Stell dir vor, es geht
Wer positiv denkt, hat mehr vom Leben
Band 5234
Mit unserem Denken machen wir uns das Leben oft unnötig schwer. Durch gezielte Übungen lassen sich positives Denken, Zuversicht und Selbstvertrauen erreichen.

Claude Steiner/Gabriele Michel/Hartmut Oberdieck
Die Kunst, sich miteinander wohl zu fühlen
Emotionale Kompetenz in Familie und Partnerschaft
Band 5444
EK – eine hoch entwickelte Fähigkeit: wahrnehmen, verstehen, zuhören, konstruktiv handeln. Bedeutend in der Kommunikation und im Zusammenleben.

HERDER spektrum